Pallavi Sinha

CBCT VS IOPAR - Um estudo comparativo

Pallavi Sinha

CBCT VS IOPAR - Um estudo comparativo

ScienciaScripts

Imprint

Any brand names and product names mentioned in this book are subject to trademark, brand or patent protection and are trademarks or registered trademarks of their respective holders. The use of brand names, product names, common names, trade names, product descriptions etc. even without a particular marking in this work is in no way to be construed to mean that such names may be regarded as unrestricted in respect of trademark and brand protection legislation and could thus be used by anyone.

Cover image: www.ingimage.com

This book is a translation from the original published under ISBN 978-620-2-00315-5.

Publisher:
Sciencia Scripts
is a trademark of
Dodo Books Indian Ocean Ltd. and OmniScriptum S.R.L publishing group

120 High Road, East Finchley, London, N2 9ED, United Kingdom
Str. Armeneasca 28/1, office 1, Chisinau MD-2012, Republic of Moldova, Europe
Printed at: see last page
ISBN: 978-620-7-66428-3

Índice de conteúdos:

Reconhecimento

Agradeço a DEUS por tudo o que ele me deu na minha vida.

Ao longo da minha pós-graduação, fez sentir a sua presença e a sua simpatia através das inúmeras pessoas com quem tive o privilégio e a honra de trabalhar e que tornaram possível esta dissertação.

"O conhecimento é o único instrumento de produção que não está sujeito a rendimentos decrescentes." Transmitir conhecimentos de forma correcta é uma bênção - uma qualidade rara que se projecta à medida que se passa pelos testes do tempo e da experiência. Para uma pessoa dotada de espírito fervoroso e mente incansável, pensamento rápido, tato e, acima de tudo, uma natureza alegre que aumenta a moral, não se pode pedir mais. Ser aluna da **Dr.ª AnuradhaPai, minha orientadora, professora e directora do Departamento de Medicina Oral e Radiologia do Oxford Dental College, Bangalore,** foi uma honra e uma oportunidade rara. Ficarei eternamente grato por toda a sua orientação e apoio inabalável ao longo de todo o meu curso, que me permitiram alcançar muito mais do que alguma vez poderia ter sonhado.

Nunca teria alcançado nem uma fração do que alcancei sem o amor, o encorajamento e o apoio ilimitados dos meus pais, **Dr. Kumar Rajiv Ranjan Prasad Singh e Sra. Nalini Singh,** e do meu querido irmão, **Sr. Prasoon Kumar,** que sempre me apoiaram, me apoiaram e me deram um impulso moral durante este estudo e nos momentos difíceis. Incutiram em mim a perseverança e a capacidade de lutar pelo melhor em qualquer empreendimento. Amo-vos e estou-lhes eternamente grato.

Gostaria também de agradecer a muitas pessoas que ficaram nos bastidores, mas que deram um contributo significativo para este estudo.

Resumo

Antecedentes

Atualmente, a disponibilidade de modalidades radiográficas, desde a radiografia convencional a abordagens mais avançadas como a tomografia computorizada, bem como a tomografia computorizada de feixe cónico, tem sido útil para fornecer informações sobre a anatomia relevante antes dos procedimentos cirúrgicos. A crescente popularidade da tomografia computorizada de feixe cónico suscitou o interesse na utilidade desta abordagem para aplicações de diagnóstico em medicina dentária, incluindo a avaliação da proximidade dos terceiros molares inferiores impactados ao canal mandibular. Também é importante compreender a fiabilidade da radiografia periapical intra-oral convencional na avaliação da proximidade do terceiro molar inferior impactado e do canal mandibular. Uma vez que é mais comummente utilizada como abordagem radiográfica de primeira linha devido à sua disponibilidade e baixo custo.

Finalidade e objetivo do estudo:

1. Avaliar a fiabilidade de cinco sinais radiográficos do IOPAR, como achados isolados e em associação uns com os outros, na previsão da proximidade do canal mandibular e da raiz do terceiro molar inferior impactado.

2. Comparar a fiabilidade do IOPAR com a da TCFC para determinar a proximidade do terceiro molar inferior impactado e do canal mandibular.

Método:

O presente estudo consistiu em 50 indivíduos, 30 dos quais do sexo masculino e 20 do sexo feminino, com idades compreendidas **entre os 18 e os 30 anos,** com um terceiro molar mandibular impactado, que visitaram o departamento de medicina oral e radiologia da Faculdade de Medicina Dentária de Oxford e o Hospital de Bangalore. **A relação do terceiro molar mandibular impactado com o canal mandibular foi avaliada utilizando os sinais IOPAR e os resultados da TCFC. Os 5 sinais radiográficos, ou seja, o escurecimento das raízes, o desvio do canal, o estreitamento do canal, a presença de corticação e a interrupção da linha branca observados no IOPAR para terceiros molares inferiores impactados com o canal mandibular, foram correlacionados quanto à proximidade e ao envolvimento com os resultados da TCFC para os mesmos.**

Os dados obtidos foram tabulados e submetidos a uma análise estatística utilizando o software SPSS.

Resultados

Neste estudo, verificámos que, nos resultados da TCFC de todos os 50 indivíduos, apenas 4% (02) foram diagnosticados com ausência de corticalização relativamente à presença de diferentes sinais radiográficos (IOPAR) em todos os indivíduos, com valores médios e DP da distância da TCFC da raiz do terceiro molar inferior ao canal mandibular de 2,25 e 1,48, respetivamente. Dentre os 2 indivíduos diagnosticados com ausência de corticalização, 50% (01) apresentaram sinal radiográfico de escurecimento das raízes e ambos, ou seja, 100% (02) apresentaram interrupção das linhas brancas.

Introdução

A extração de terceiros molares é um procedimento de rotina na cirurgia maxilofacial, quer por razões profilácticas quer por razões ortodônticas.[1] A lesão do nervo alveolar inferior (NIA) durante a cirurgia de extração dos terceiros molares inferiores é uma complicação significativa e comum, que pode resultar em parestesia pós-operatória nos pacientes.[2] A parestesia do nervo alveolar inferior (NIA) é caracterizada por um défice sensorial prolongado e/ou sensação anormal no maxilar inferior, região mental e lábio inferior do lado afetado, e pode ser de natureza transitória ou permanente.[3] A incidência de parestesia do NIO após a cirurgia é relatada entre 0,4% e 8%.[4] A parestesia permanente pode levar a défices funcionais e a uma diminuição da qualidade de vida. Para otimizar o planeamento cirúrgico e evitar complicações, como a parestesia, é importante uma identificação precisa do canal mandibular.[5]

A relação topográfica entre as raízes dos terceiros molares inferiores e o canal mandibular é o fator de risco mais previsível que leva à lesão do NIA.[6] A exposição do NIA após a extração é indicativa de uma relação próxima entre o nervo e as raízes do terceiro molar mandibular. A literatura revela um aumento de 15-25% do risco de parestesia pós-operatória após a exposição do NIA e a investigação indica uma grande variabilidade anatómica entre indivíduos.[7]

Um exame imagiológico é uma ferramenta essencial para o diagnóstico e o tratamento cirúrgico. Por conseguinte, considera-se indispensável um exame radiográfico pré-operatório preciso antes da extração do terceiro molar inferior. Idealmente, este exame deve ajudar o cirurgião a avaliar a dificuldade da operação e a escolher as técnicas cirúrgicas mais adequadas, por exemplo, onde remover o osso, como dividir o dente e em que direção as raízes podem ser levantadas.[8,9]

Existem várias ferramentas de diagnóstico e técnicas de imagiologia para medir a proximidade das raízes dos terceiros molares inferiores impactados ao canal mandibular, que incluem o IOPAR, o ortopantamógrafo, a tomografia computorizada, a CBCT, etc.

Os scanners de tomografia computorizada de feixe cónico (CBCT) foram recentemente desenvolvidos para imagiologia dentomaxilofacial. As imagens 3D de TCFC (tomografia computorizada de feixe cónico) estão a tornar-se mais facilmente disponíveis para utilização em aplicações maxilofaciais. A TCFC proporciona uma melhor qualidade de imagem dos dentes e das estruturas circundantes, em comparação com a TC convencional.[10,11] Reduz a dose de radiação em comparação com a TC convencional e oferece uma elevada resolução espacial.[12,13] Assim, parece que a relação do terceiro molar inferior com o canal mandibular é avaliada com mais precisão com a modalidade de imagem CBCT. O exame CBCT foi considerado útil no diagnóstico pré-operatório de terceiros molares inferiores e o exame CBCT foi altamente fiável na localização do canal mandibular.

Os estudos sugerem que cinco sinais específicos observados numa radiografia IOPA, que são o escurecimento da raiz, o desvio do canal, o estreitamento do canal, a presença de corticação e a interrupção da linha branca, são formas fiáveis de avaliar a aproximação do terceiro molar inferior impactado e também do canal mandibular.[14]

O IOPAR é uma técnica económica e fácil de executar. Até à data, não foram efectuados estudos para comparar a fiabilidade do IOPAR e de uma técnica de CBCT na avaliação da proximidade de uma raiz de um terceiro molar mandibular impactado e do canal mandibular.

No presente estudo, foram utilizadas imagens de IOPAR e de tomografia computorizada de feixe cónico (CBCT) para avaliar a proximidade do canal mandibular e da raiz do terceiro molar mandibular e avaliar a fiabilidade de cinco sinais IOPAR e compará-los com a CBCT na previsão da proximidade da raiz do terceiro molar impactado com o canal mandibular.

Capítulo 1

OBJECTIVO E FINALIDADE DO ESTUDO:

1. Avaliar a fiabilidade de cinco sinais radiográficos do IOPAR, como achados isolados e em associação entre si, na previsão da proximidade do canal mandibular e da raiz do terceiro molar inferior impactado.
2. Comparar a fiabilidade do IOPAR com a da TCFC para determinar a proximidade do terceiro molar inferior impactado e do canal mandibular.

Capítulo 2

Revisão

No início de 1954, Mead definiu um dente impactado como um dente que é impedido de erupcionar em posição devido a um mau posicionamento, falta de espaço ou outros impedimentos.[15] Mais tarde, Peterson caracterizou os dentes impactados como aqueles que não conseguem erupcionar na arcada dentária dentro do tempo esperado.[16] Em 2004, Farman escreveu que os dentes impactados são aqueles que impedem a erupção devido a uma barreira física no caminho da erupção.[17]

De acordo com Elsey e Rock, a impactação do terceiro molar está a ocorrer em até 73% dos jovens adultos na Europa.[18] Em geral, verificou-se que os terceiros molares erupcionam entre os 17 e os 21 anos de idade. Para além disso, foi relatado que o tempo de erupção dos terceiros molares varia consoante a raça. Por exemplo, os terceiros molares inferiores podem erupcionar logo aos 14 anos de idade nos nigerianos, e até aos 26 anos de idade nos europeus. A idade média para a erupção dos terceiros molares inferiores nos homens é aproximadamente 3 a 6 meses mais cedo do que nas mulheres. A maioria dos autores afirma que a incidência de impactação dos terceiros molares inferiores é maior no sexo feminino [19-24]

A erupção dos terceiros molares e as contínuas alterações posicionais após a erupção podem estar relacionadas não só com a raça, mas também com a natureza da dieta, a intensidade da utilização do aparelho mastigatório e, possivelmente, com os antecedentes genéticos.[25]

<u>**ANATOMIA CLÍNICA**</u>

O terceiro molar inferior está situado na extremidade distal do corpo da mandíbula. Rood e Shehab mostraram em radiografias panorâmicas que, na maioria dos casos, as raízes dos terceiros molares inferiores estão muito próximas do canal mandibular. Além disso, em alguns casos, as raízes dos terceiros molares inferiores podem entrar em contacto ou penetrar no canal mandibular ou podem ser desviadas. A relação próxima do canal com as raízes pode provocar danos no nervo alveolar inferior durante a cirurgia.[26]

<u>**EXAME RADIOLÓGICO**</u>

A localização e a configuração do terceiro molar impactado, o osso circundante, o canal mandibular e o dente adjacente são importantes no diagnóstico por imagem para o planeamento adequado da operação cirúrgica. As radiografias periapicais têm sido utilizadas há muitos anos para avaliar os maxilares durante a cirurgia de dentes impactados. A técnica do cone longo paralelizado para a realização de radiografias periapicais é a técnica de escolha pelas seguintes razões: redução da dose de radiação; menor ampliação; é demonstrada uma verdadeira relação entre a altura do osso e os dentes adjacentes27.

<u>**INDICAÇÕES PARA A EXTRACÇÃO DE TERCEIROS MOLARES INFERIORES**</u>

De acordo com as recomendações do National Institute of Health (NIH), ambos os molares impactados devem ser removidos eletivamente e o tecido mole associado deve ser submetido a exame microscópico. Os dentes impactados com pericoronite também devem ser extraídos eletivamente devido ao seu potencial conhecido de infeção repetitiva e morbilidade. Além disso, os terceiros molares com lesões cariosas não restauráveis e os terceiros molares que contribuem para a reabsorção dos dentes adjacentes também devem ser extraídos.

As indicações para a extração dos terceiros molares inferiores destacadas por Koerner são

1) Patologia existente ou dor devido a pericoronite, periodontite, abcesso periapical, quistos ou neoplasias, reabsorção de raízes adjacentes e inflamação do tecido mole oposto
2) Posições aberrantes em que o dente está orientado para a vestibular ou para a lingual

3) Trabalhos dentários anteriores com aparelhos fixos ou amovíveis
4) Discrepância do comprimento da arcada nos casos em que os terceiros molares impactados estão a afetar a estabilidade do tratamento ortodôntico.[28,29]

CLASSIFICAÇÕES E IDENTIFICAÇÃO DE FACTORES DE RISCO

A fim de minimizar o número de complicações durante a remoção cirúrgica dos terceiros molares inferiores, foram desenvolvidas várias classificações que avaliam a dificuldade do procedimento cirúrgico e ajudam a criar um plano de tratamento ideal. Os mais populares são os sistemas de Winter e de Bell e Gregory, que classificaram as inclinações e posições dos terceiros molares com base nas relações entre o eixo longitudinal dentário, o plano oclusal e o ramo mandibular ascendente. Esses sistemas têm sido amplamente adotados e aplicados na prática clínica[30,31,32,33].

Mais tarde, Peterson propôs uma modificação da escala de Bell e Gregory que incluía um terceiro fator, a angulação do molar (mesio-angular, horizontal, vertical ou disto-angular).[34]

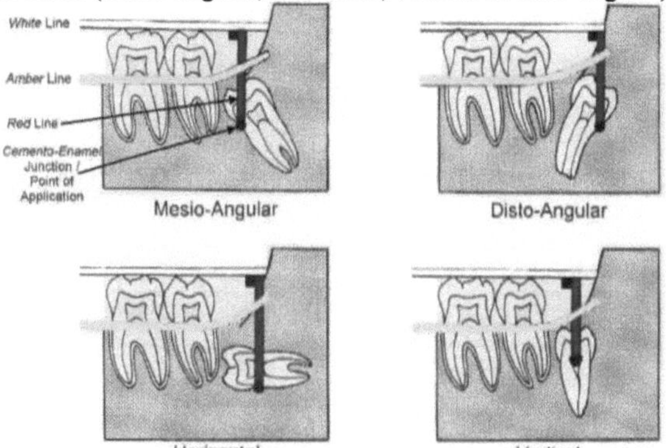

Diagramas que ilustram as *Linhas de Winter* quando aplicadas a Dentes do Siso não irrompidos em diferentes posições.

O estado de erupção do terceiro molar inferior é um fator de risco importante para a lesão do nervo alveolar inferior. A incidência de lesão do nervo alveolar inferior em dentes do siso inferiores totalmente erupcionados, parcialmente erupcionados e não erupcionados foi de 0,3%, 0,7% e 3,0%, respetivamente. O risco de lesão do nervo aumenta com a profundidade dos dentes do siso inferiores impactados. Foi demonstrada a relação entre o padrão de impactação e a lesão do nervo alveolar inferior. A incidência de lesão nervosa foi mais elevada nos dentes do siso inferiores impactados horizontalmente (1,7%), seguida da impactação distal (1,4%), da impactação mesial (1,3%) e da impactação vertical (1,1%).[35,36]

Rood e Shehab distinguiram quatro indicadores radiográficos observados na raiz do dente (escurecimento, desvio e estreitamento da raiz, e um ápice radicular bífido), e os outros três no canal (desvio, estreitamento e interrupção da linha branca do canal).[26]

Os estudos demonstraram que os parâmetros mais importantes para a previsão de lesão do nervo alveolar inferior eram os ápices radiculares dos terceiros molares estarem dentro ou em contacto com o canal mandibular. Além disso, a prevalência de complicações pós-extração foi correlacionada com a ausência de corticação à volta do canal mandibular.[37]

VISÃO GERAL DE VÁRIAS ABORDAGENS RADIOGRÁFICAS NA AVALIAÇÃO DA PROXIMIDADE DO TERCEIRO MOLAR INFERIOR AO CANAL MANDIBULAR

Existem várias ferramentas de diagnóstico e técnicas de imagiologia para medir a proximidade das raízes dos terceiros molares inferiores impactados ao canal mandibular, que incluem iopar, ortopantamógrafo, tomografia computorizada, cbct, etc.[37,38]

TÉCNICA RADIOGRÁFICA PERIAPICAL INTRA-ORAL

As técnicas radiográficas intra-orais periapicais são concebidas para mostrar um dente individual e os tecidos à volta dos ápices. Cada filme mostra normalmente dois a quatro dentes e fornece informações pormenorizadas sobre os dentes e o osso alveolar circundante.

Técnicas radiográficas

Foram desenvolvidas duas técnicas para a radiografia periapical:-[37]

- A técnica de paralelização
- A técnica do ângulo bissectado.

Embora cada técnica tenha evoluído como resultado dos esforços para minimizar a distorção da imagem, a maioria dos clínicos prefere a técnica de paralelismo porque proporciona uma visão menos distorcida da dentição.

1. RADIOGRAFIA PERIAPICAL INTRA-ORAL: TÉCNICA DE PARALELISMO

A essência da técnica de paralelização (também chamada de técnica de ângulo reto ou de cone longo) é que a película de raios X deve ser apoiada paralelamente ao eixo longo dos dentes e o raio central do feixe de raios X deve ser direcionado em ângulo reto em relação aos dentes e à película. Esta orientação da película, dos dentes e do raio central minimiza a distorção geométrica. [37]

Para reduzir ainda mais a distorção geométrica, a fonte de raios X deve estar localizada relativamente distante dos dentes. A utilização de uma distância longa entre a fonte e o objeto reduz o tamanho aparente do ponto focal. Estes factores resultam em imagens com menor ampliação e maior definição.[37,38]

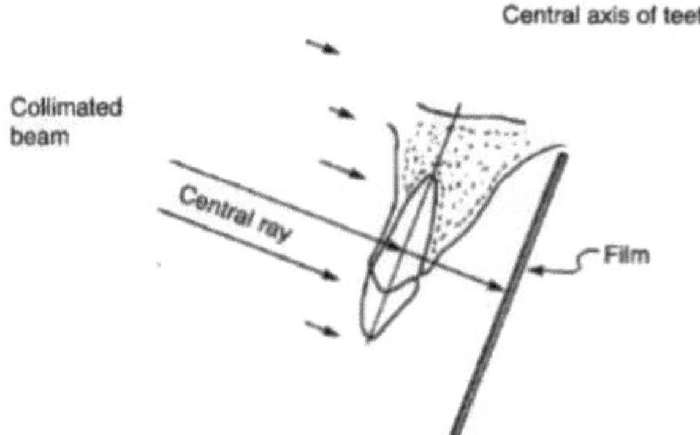

FIG. 8-2   Paralleling technique illustrates the parallelism between the long axis of the tooth and the film. The central ray is directed perpendicular to each.

Instrumentos de fixação de película

Os instrumentos de fixação da película devem ser utilizados para posicionar corretamente a película na boca do doente e manter a película em posição. Para posicionar a película paralelamente aos dentes e projetar as áreas periapicais na película, esta deve ser posicionada longe dos dentes e em direção ao centro da boca para utilizar a altura máxima do palato.[37]

A longa distância fonte-objeto usada na técnica de paralelismo minimiza as desvantagens impostas pelo aumento da distância objeto-filme. Para as projecções mandibulares, a película é utilizada para deslocar a língua em direção à linha média, de modo a permitir que o bordo inferior da película assente no pavimento da boca, longe da mucosa da superfície lingual da mandíbula.

Vários dispositivos comerciais disponíveis podem manter a película paralela e a distâncias variáveis dos dentes. O instrumento Precision (Masel, Bristol, PA) e o instrumento XCP utilizado com um dispositivo de mira circular (Rinn Corp., Elgin, IL) são recomendados porque reduzir a exposição do doente, limitando o campo de exposição à dimensão da película.[37,38]

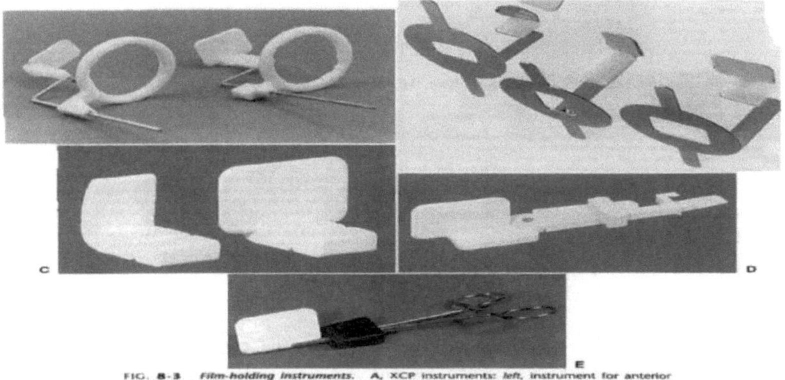

FIG. 8-3 *Film-holding instruments.* A, XCP instruments: *left,* instrument for anterior views; *right,* instrument for posterior views. During use, the aiming cylinder on the x-ray tube head is positioned against the localizing ring. B, Precision x-ray film holders show instruments for posterior projections *(left and right)* and anterior projections *(middle).* During use, the cylinder on the x-ray tube head is positioned against the face shield. C, Stabe bite-blocks. D, Snap-A-Ray intraoral film holder. E, Hemostat and rubber bite-block. (A, C, and D, Courtesy Dentsply Rinn, Elgin, Ill.)

Angulação da cabeça do tubo:

A posição da cabeça da ampola do aparelho de raios X deve ser ajustada nos planos vertical e horizontal, de modo a que o raio central fique orientado perpendicularmente ao longo eixo dos dentes e da película. A angulação vertical é normalmente descrita em graus positivos ou negativos, estabelecidos pelo seletor na parte lateral da cabeça do tubo. A direção horizontal do feixe influencia principalmente o grau de sobreposição das imagens das coroas nos espaços interproximais. A terceira dimensão é controlada aproximando a extremidade do cilindro de mira do instrumento que segura a película ou a uma distância de 2 cm da face do doente.[37,38,39]

Projeção molar oblíqua distal mandibular

Campo de imagem:

A projeção oblíqua permite ver o terceiro molar e a área retromolar da mandíbula, que normalmente não são incluídos nas radiografias. Destina-se principalmente à deteção ou exame dos dentes impactados e das condições patológicas no osso. Esta projeção pode eliminar a necessidade de uma radiografia extra-oral nesta área.

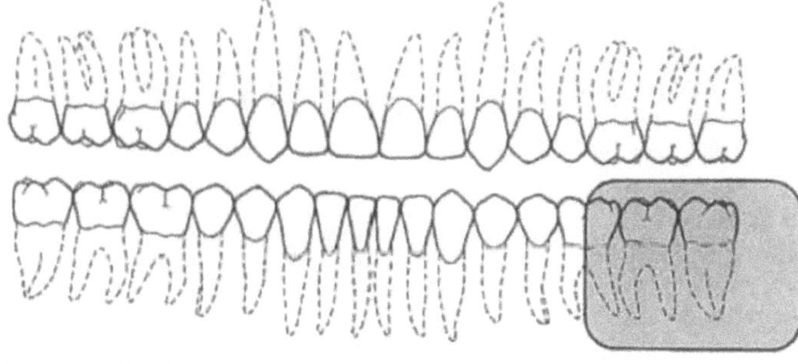

Colocação de filmes:

O suporte do recetor deve ser colocado no pavimento da boca entre a língua e o processo alveolar e deve ser mantido paralelo ao longo eixo dos molares. O instrumento é posicionado o mais posterior possível e, em seguida, o dispositivo de suporte do recetor é rodado distalmente, movendo a margem posterior do recetor em direção à linha média. O feixe é dirigido posteroanteriormente e os objectos mais distais são projectados anteriormente no recetor.[37]

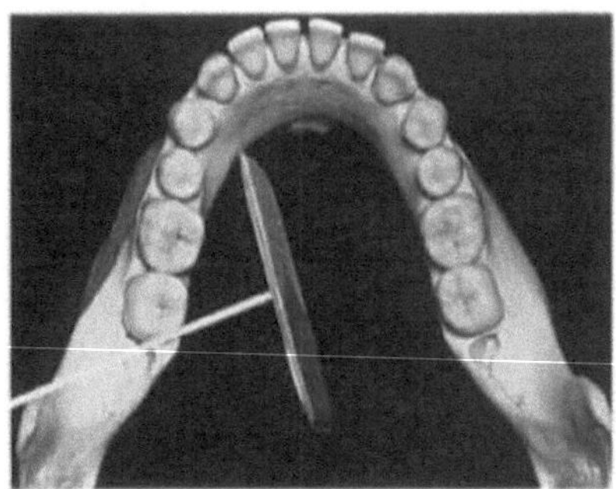

Projeção do raio central:
A posição do instrumento de suporte projecta o raio central de um aspeto mais posterior através da área do terceiro molar para o recetor.[37]

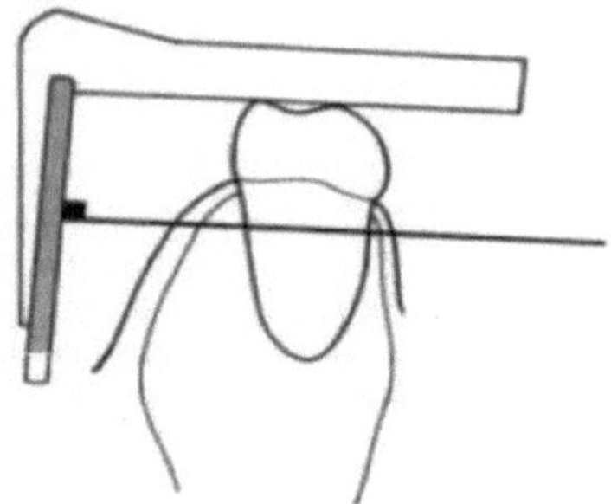

Ponto de entrada:
O ponto de entrada é orientado cerca de 3 cm acima da incisura antegonial na margem inferior da mandíbula, em linha com a margem anterior do ramo.[38,37]

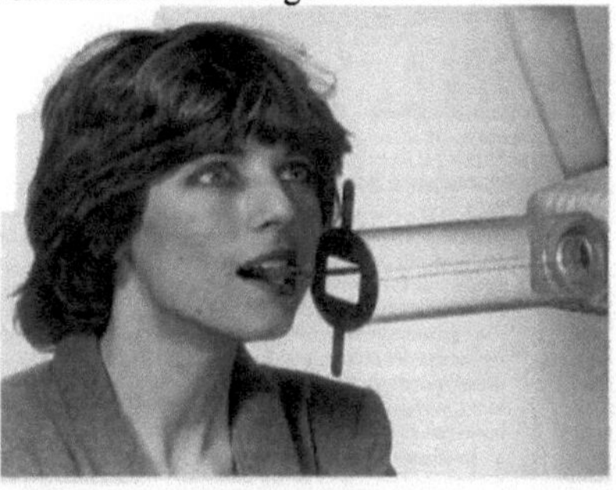

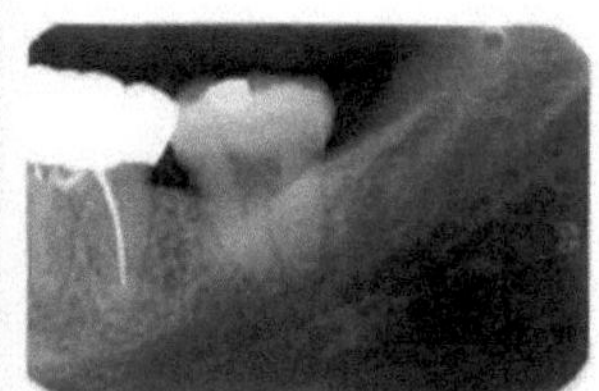

<u>Estudos com IOPA e proximidade do canal mandibular</u>
Foi realizado um estudo para comparar as diferentes técnicas radiográficas na avaliação da proximidade do canal mandibular utilizando o terceiro molar inferior impactado, que consistiu em 25 pacientes cujas radiografias periapicais **utilizando** placa de fósforo fotoestimulado e OPG foram obtidas. O estudo mostrou uma correlação de 99% entre o IOPAR e a radiografia panarómica. O autor concluiu que o IOPAR e a radiografia panarómica podem ser utilizados para avaliar a proximidade do canal alveolar inferior com a raiz do terceiro molar inferior.[39]
Outro estudo foi realizado para comparar a capacidade de dois métodos radiográficos 1) radiografia panarómica com deslocamento vertical do tubo 2) duas técnicas diferentes de localização vertical utilizando IOPA em 32 indivíduos com terceiros molares inferiores impactados.O estudo mostrou que a sensibilidade foi alta, mas a especificidade foi baixa para ambas as técnicas, ou seja, o

desempenho de dois métodos radiográficos é alto para a identificação da proximidade entre o terceiro molar inferior e o canal mandibular. O autor concluiu que o exame radiográfico pré-operatório usando duas projeções diferentes deu informações sobre a associação do terceiro molar inferior ao canal mandibular.[40]

2. ORTOPANTOMÓGRAFO

O pantógrafo é uma técnica para produzir uma única imagem tomográfica das estruturas faciais que inclui as arcadas dentárias maxilar e mandibular e a sua estrutura de suporte. Trata-se de uma variante curvilínea da tomografia convencional e baseia-se igualmente no princípio do movimento recíproco de uma fonte de raios X e de um recetor de imagem em torno de um ponto ou plano central, denominado camada de imagem, no qual se encontra o objeto de interesse. Os objectos à frente ou atrás desta camada de imagem não são claramente captados devido ao seu movimento em relação ao centro de rotação do recetor e da fonte de raios X.[42,41]

A radiografia panorâmica é a técnica de escolha para avaliar os terceiros molares inferiores impactados. A sensibilidade estimada para os sinais radiográficos, como preditor de lesão nervosa, varia de 24% a 38%, e a especificidade varia de 96% a 98%. Dessa forma, a radiografia panorâmica permite uma avaliação inicial de qualquer problema relacionado ao terceiro molar inferior impactado.[43,44]

Estudos com OPG e proximidade do canal mandibular

Este estudo consistiu em 100 dentes terceiros molares impactados com indicação para remoção cirúrgica. Os casos foram selecionados aleatoriamente entre os pacientes que necessitavam de remoção do terceiro molar inferior impactado. Após a remoção cirúrgica, os casos foram avaliados quanto à ocorrência de parestesia do nervo alveolar inferior. A presença de achados radiográficos no ortopantamograma foi anotada e analisada, para encontrar uma relação com a ocorrência de parestesia do nervo alveolar inferior no pós-operatório. Dos sete sinais radiográficos, quatro achados radiológicos, que eram ranhuras nas raízes, raízes em gancho, raízes bífidas e obliteração da linha branca, mostraram-se significativamente relacionados à parestesia pós-operatória[45]

Foi feita uma revisão sistémica para avaliar a correlação do escurecimento da raiz do terceiro molar inferior impactado nas imagens panarómicas digitais com os resultados da TCFC, que consistia em 253 terceiros molares impactados. As imagens de TCFC foram avaliadas quanto à presença ou ausência do seguinte 1) sulco da raiz 2) afinamento ou perfuração da placa cortical pela raiz. 80 % dos terceiros molares mostraram o escurecimento da raiz, que foi correlacionado com os achados da TCFC, ou seja, com o afinamento ou perfuração da placa cortical. Concluiu-se que se considerou que o escurecimento da raiz do terceiro molar inferior reflectia o adelgaçamento ou a perfuração da cortical e não o sulco da raiz.[46]

Foi realizado um estudo para avaliar a relação entre o canal mandibular e os terceiros molares inferiores impactados através da tomografia computadorizada de feixe cônico (TCFC) e comparar os achados com os sinais radiográficos panorâmicos. O estudo consistiu em imagens de TCFC de 29 pacientes com 43 terceiros molares inferiores impactados Classe C, cujas radiografias panorâmicas mostraram uma relação estreita entre o canal mandibular e os terceiros molares inferiores. A avaliação das tomografias foi feita para determinar o curso do canal, sua proximidade com a raiz, qualquer estreitamento do canal, a presença de sulcos ou ganchos radiculares e a proximidade da raiz com o córtex. Os resultados mostraram que o trajeto lingual do canal foi o trajeto mais frequentemente detectado em todas as panorâmicas. O contacto do dente com o canal foi observado em todos os casos em que foram encontrados sinais panorâmicos de desvio do canal e escurecimento das raízes.[47]

A frequência do estreitamento do canal na TCFC em comparação com a presença ou a ausência do estreitamento do canal nas radiografias panorâmicas foi significativamente diferente ($P=0,01$). Com isso, o autor concluiu que a TCFC fornece informações diagnósticas mais precisas para determinar a relação dos terceiros molares impactados com o canal. O desvio do canal e o escurecimento das raízes na vista panorâmica podem ser muito valiosos para prever o risco de lesão nervosa.[47]

Outro estudo avaliou a associação entre a tomografia computadorizada de feixe cônico (TCFC) e as radiografias panorâmicas na avaliação de um canal mandibular sobreposto e terceiros molares impactados. A amostra do estudo consistiu em 175 terceiros molares impactados de 131 pacientes que apresentavam uma relação de sobreposição entre o canal mandibular e os terceiros molares em radiografias panorâmicas e foram encaminhados para o exame do canal mandibular com a TCFC. As imagens panorâmicas foram avaliadas quanto ao escurecimento da raiz e à interrupção da parede do canal mandibular. As imagens da TCFC foram utilizadas para avaliar a posição vestibulolingual do canal mandibular em relação ao terceiro molar, a proximidade das raízes com o canal e a perda óssea cortical lingual. [48]

A associação entre a radiografia panorâmica e os achados da TCFC foi examinada utilizando o teste do Qui-quadrado e o teste exato de Fisher. Os resultados mostraram que os sinais radiográficos panorâmicos foram estatisticamente associados aos achados da TCFC (P/0,01). Nos casos de escurecimento das raízes nas radiografias panorâmicas, foi observada perda óssea cortical lingual ou canais posicionados vestibularmente nas imagens de TCFC. Os casos em que a parede do canal mandibular foi interrompida nas radiografias panorâmicas, ou em que há contato entre o terceiro molar inferior e o canal na OPG, os canais posicionados lingualmente foram vistos com mais frequência nas imagens de TCFC.O autor concluiu que o contato entre o terceiro molar inferior e o canal e o canal posicionado lingualmente observados nos achados da TCFC poderiam ser mais frequentemente observados nos casos de interrupção da linha branca do canal mandibular na radiografia panorâmica, e que poderia haver mais perda cortical lingual nos achados da TCFC nos casos de escurecimento das raízes observados nas radiografias panorâmicas.[48]

3 .TOMOGRAFIA COMPUTORIZADA

Em 1972, Godfrey Hounsfield anunciou a invenção de uma técnica de imagiologia revolucionária, designada por varrimento transversal axial computorizado, com a qual era possível produzir uma imagem transversal axial da cabeça utilizando um feixe de raios X em movimento, estreitamente colimado. Foi utilizado um cristal de cintilação para detetar a radiação remanescente do feixe. O sinal analógico resultante foi introduzido num computador, digitalizado e analisado por um algoritmo matemático e os dados foram reconstruídos como uma imagem tomográfica axial.[37,38]

A imagem produzida pela TC foi considerada 100 vezes mais sensível do que os sistemas de raios X convencionais. Demonstrou diferenças entre vários tecidos moles que nunca tinham sido vistas antes com qualquer técnica de imagem de raios X. [37,38]

A TC tem várias vantagens em relação à radiografia convencional e à tomografia com película. Em primeiro lugar, a TC elimina completamente a sobreposição de imagens das estruturas fora da área de interesse. Em segundo lugar, devido à resolução inerente de alto contraste da TC, é possível distinguir diferenças entre os tecidos que diferem em densidade física em menos de 1%; a radiografia convencional exige uma diferença de 10% na densidade física para distinguir os tecidos. Em terceiro lugar, os dados de um único procedimento de imagiologia por TC, que consiste em múltiplos exames contíguos ou num exame helicoidal, podem ser visualizados como imagens nos planos axial, coronal ou sagital, dependendo da tarefa de diagnóstico. Isto é referido como imagiologia reformatada multiplanar.[36,37,38]

Principalmente devido à sua resolução de alto contraste e à capacidade de demonstrar pequenas diferenças na densidade dos tecidos moles, a TC tornou-se útil para o diagnóstico de doenças no complexo maxilofacial, incluindo as glândulas salivares e a ATM. [37,38]

As imagens de TC multiplanares têm contribuído significativamente para o diagnóstico. No entanto, estas imagens são bidimensionais e requerem um certo grau de integração mental por parte do observador para a sua interpretação; esta limitação levou ao desenvolvimento de programas informáticos que reformatam os dados adquiridos a partir de exames de TC axiais em imagens tridimensionais (TC 3D).[37,38]

Vários estudos demonstraram que a TC pode ser indicada como uma modalidade radiográfica para determinar a proximidade do canal mandibular com o terceiro molar mandibular impactado, uma vez que a TC fornece imagens transversais que podem ajudar a maioria dos doentes a reduzir o risco de lesões nervosas.

A TC mostra com precisão a proximidade do terceiro molar inferior impactado à estrutura anatómica adjacente, o que ajuda a estabelecer um bom plano cirúrgico e a prever complicações pós-operatórias, o que é da maior importância.

Estudos com TC e proximidade do canal mandibular

Um estudo que consistiu em 30 pacientes com 42 terceiros molares impactados foi realizado para descobrir as evidências que justificam o uso da tomografia computadorizada e da OPG como modalidade de diagnóstico antes da intervenção cirúrgica de terceiros molares inferiores impactados. A avaliação da TC e da OPG pelos dois observadores mostrou que havia uma diferença significativa entre as imagens da OPG e da TC na visualização do canal mandibular em relação ao terceiro molar inferior. A análise dos dados foi efectuada utilizando o teste do qui-quadrado e o teste Z para encontrar as diferenças significativas entre as duas modalidades radiográficas. O autor concluiu que as imagens de TC proporcionam uma oportunidade única para determinar a posição exacta do terceiro molar inferior impactado e a relação com a estrutura adjacente em todos os três planos.[49]

Outro estudo foi realizado com o objetivo de avaliar a relação entre o terceiro molar inferior e o canal mandibular por meio de tomografia axial computadorizada com reconstrução coronal e sagital para cirurgia de terceiros molares. Foram estudados 47 terceiros molares impactados em 41 pacientes com uma estreita associação entre o canal mandibular e o terceiro molar inferior impactado na avaliação da OPG. A relação entre o terceiro molar inferior e o canal mandibular foi avaliada por meio de tomografia computadorizada e comparada em termos de exposição operatória do nervo alveolar inferior e disestesia labial pós-operatória. Vinte e quatro (51%) canais mandibulares eram vestibulares em relação ao terceiro molar, 12 eram linguais, 9 eram inferiores e 2 eram entre raízes. O autor concluiu que a tomografia axial computorizada com reconstrução coronal e sagital fornece informação útil aos cirurgiões relativamente à relação entre o terceiro molar inferior e o canal mandibular.[50]

4 .TOMOGRAFIA COMPUTORIZADA DE FEIXE CÓNICO

A tomografia computorizada de feixe cónico (CBCT) é uma tecnologia recente, inicialmente desenvolvida para angiografia em 1982 e posteriormente aplicada à imagiologia maxilofacial. Utiliza uma fonte de radiação ionizante divergente ou em forma de cone, com um detetor de área bidimensional fixado num pórtico rotativo para adquirir múltiplas imagens de projeção sequenciais num exame completo em torno da área de interesse. Quatro factores tecnológicos convergiram para tornar isto possível(I) o desenvolvimento de matrizes de detectores compactos de painel plano de alta qualidade,(2) reduções no custo dos computadores capazes de reconstruir imagens,

(3) Desenvolvimento de tubos de raios X baratos capazes de exposição contínua e..,

(4) digitalização de volume limitado (por exemplo, cabeça e pescoço), eliminando a necessidade de velocidades de rotação da gantry inferiores a um segundo.[37,38]

Foram dados vários nomes a esta tecnologia, incluindo tomografia volumétrica dentária, tomografia volumétrica de feixe cónico, tomografia computorizada dentária e imagiologia de feixe cónico. O termo mais frequentemente aplicado e preferido é tomografia *computorizada de feixe cónico* porque é um análogo digital da tomografia em película de uma forma mais exacta do que a tomografia computorizada (TC) tradicional, o raio-X é cónico ou piramidal e a tecnologia não se limita à medicina dentária. A principal caraterística da CBCT é que são adquiridas múltiplas projecções planas por varrimento rotacional para produzir um conjunto de dados volumétricos a partir dos quais podem ser geradas imagens inter-relacionais.[37]

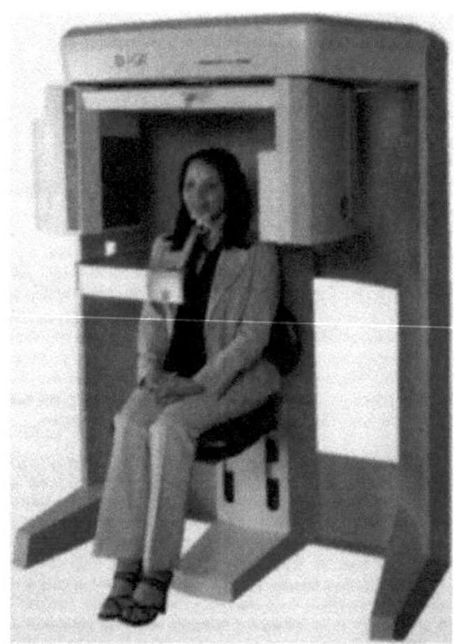

Fig -1 Exemplo de unidade de CBCT. A imagiologia pode ser efectuada com o doente sentado. A cabeça do doente é posicionada e estabilizada entre o *gerador de raios X e o detetor* por um aparelho de fixação da cabeça.[37]

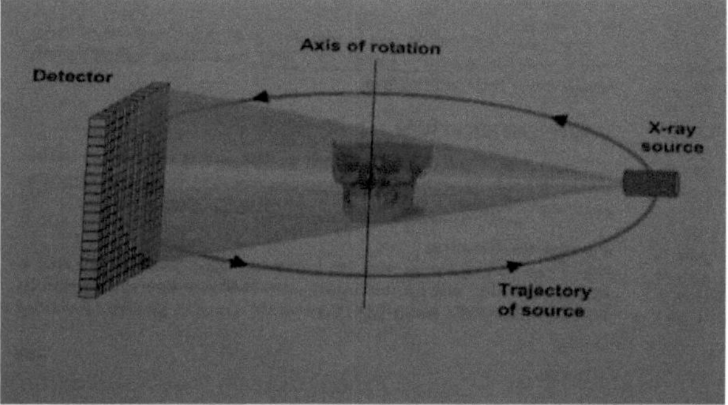

Princípios da Tomografia Computorizada de Feixe Cónico

Os scanners AllCT são constituídos por uma fonte de raios X e um detetor montados numa gantry rotativa. Durante a rotação da gantry, o recetor detecta os raios X atenuados pelo doente. Estes registos constituem "dados brutos" que são reconstruídos por um algoritmo informático para gerar imagens transversais cujos valores dos elementos de imagem *(pixéis)* correspondem a coeficientes de atenuação lineares. A TC pode ser dividida em duas categorias com base na geometria do feixe de raios X adquirido, nomeadamente, feixe em leque e feixe cónico.[37]

Os scanners de feixe cónico utilizam uma matriz digital bidimensional que fornece um detetor de área, em vez de um detetor linear, como acontece com a TC. Isto é combinado com um feixe de raios X tridimensional (3D) com colimação circular, de modo a que o feixe resultante tenha a forma de um cone, daí o nome "feixe cónico". Uma vez que a exposição incorpora toda a região de interesse (ROI), é necessário apenas um varrimento rotacional da gantry para adquirir dados suficientes para a reconstrução da imagem. A geometria de feixe cónico tem uma rapidez inerente na aquisição de dados volumétricos e, por conseguinte, o potencial para poupanças de custos significativas em comparação com a TC. A TCFC produz um conjunto de dados volumétricos completo a partir do qual são extraídos os voxels. As dimensões do voxel dependem do tamanho do pixel no detetor de área. Por conseguinte, as unidades de CBCT fornecem, em geral, resoluções de voxel que são *isotrópicas*, ou seja, iguais nas três dimensões.[37]

Indicação da tomografia de feixe cónico em relação à remoção de terceiros

molares inferiores impactados

Foram publicadas directrizes específicas para a utilização da tomografia computorizada de feixe cónico relativamente à remoção de terceiros molares impactados no projeto SEDENTEXCT (2011). De acordo com estas directrizes, a utilização da tomografia computorizada de feixe cónico pode ser indicada quando a informação obtida através da radiografia convencional é insuficiente para a avaliação de um dente impactado, quando as radiografias convencionais sugerem uma inter-relação direta entre o terceiro molar inferior e o canal mandibular e quando foi tomada a decisão de realizar a remoção cirúrgica.[54]

A relação íntima entre um terceiro molar inferior e o canal mandibular a partir da radiografia IOPA foi descrita na Scottish Intercollegiate Guideline Network. De acordo com esta diretriz, foi demonstrado que a presença de escurecimento da raiz, desvio do canal, estreitamento do canal, presença de corticação e interrupção da linha branca estão associados a um risco significativamente maior de lesão nervosa durante a cirurgia do terceiro molar mandibular. Sugere-se também nesta diretriz que a presença de qualquer um destes achados justifica a realização de uma segunda radiografia utilizando uma geometria de projeto diferente. [54]

Embora tenham sido adoptadas várias directrizes em relação à utilização da tomografia computorizada de feixe cónico antes da remoção de terceiros molares impactados, continua a haver necessidade de investigação sobre os dados relativos ao diagnóstico baseado na tomografia computorizada de feixe cónico versus IOPAR. No projeto SEDENTEXCT (2011), as recomendações para a investigação do diagnóstico ou planeamento do tratamento com base na tomografia computorizada de feixe cónico versus imagiologia convencional e a investigação sobre a utilidade da tomografia computorizada de feixe cónico antes da extração de terceiros molares, bem como os dados clínicos relativos aos pacientes

A avaliação dos resultados clínicos quando se utiliza a tomografia computorizada de feixe cónico em comparação com as radiografias convencionais tem sido feita. Neste estudo, a imagem baseada em tomografia computorizada de feixe cónico versus IOPAR foi comparada durante a avaliação pré-operatória de terceiros molares inferiores impactados e a sua relação com o canal mandibular. [54]

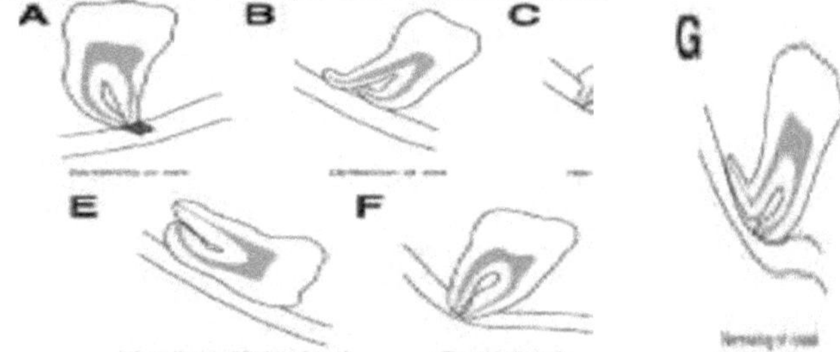

A Tomografia Computorizada de Feixe Cónico (TCFC) tem sido defendida como método de escolha quando é necessário ter uma visão tridimensional do terceiro molar inferior e das estruturas anatómicas adjacentes. Ghaeminia et al, num estudo prospetivo, avaliaram o papel da TCFC no tratamento de pacientes com terceiros molares inferiores impactados (n = 53) com risco aumentado de lesão do nervo alveolar inferior. Após a revisão das imagens da TCFC, um número significativamente maior de indivíduos foi reclassificado para um risco mais baixo de lesão do NIA, em comparação com as avaliações da radiografia panorâmica.

Estudos de investigação

Foi realizado um estudo para correlacionar as radiografias panorâmicas e os achados da TCFC na avaliação da relação entre o terceiro molar inferior impactado e o canal mandibular e para avaliar a fiabilidade de quatro sinais radiográficos. A amostra incluiu 72 pacientes (28 do sexo masculino e 44 do sexo feminino), na faixa etária de 18 a 39 anos, para os quais foram realizadas a TCFC e a radiografia panorâmica. O autor concluiu que o escurecimento das raízes e a interrupção das linhas brancas estavam associados à ausência de corticalização entre o terceiro molar inferior e o canal mandibular nas imagens de TCFC, sendo estatisticamente significativos, tanto como achados isolados quanto em associação. Não foi observada associação estatisticamente significativa para outros achados panorâmicos, tanto isoladamente quanto em associação.[55]

Foi efectuado um estudo para avaliar a correlação entre a posição do canal mandibular e a angulação dos terceiros molares inferiores impactados através de tomografia computorizada de feixe cónico (TCFC) dentária. O estudo considerou 100 impacções em 85 pacientes (60 homens, 25 mulheres), para os quais uma avaliação radiográfica panorâmica inicial revelou que o canal mandibular e o 3º molar inferior estavam muito próximos. Foi realizada uma TCFC de cada paciente para avaliar a influência da posição do canal mandibular na classe e posição da impactação, angulação da impactação e contacto ósseo. As impacções de classe I posição B foram encontradas na maioria dos casos, onde a posição do canal mandibular era aproximada à placa lingual e inferior ao 3º molar (85,7%).Também os resultados foram estatisticamente significativos, ou seja, 96% do canal mandibular apresentou contacto ósseo. Destes, 77,1% dos canais mandibulares apresentaram

contacto ósseo lingual, inferior à impactação. Os resultados foram estatisticamente significativos (impactações anguladas horizontalmente, mais comuns na mandíbula, e significativamente associadas ao posicionamento lingual e inferior do canal mandibular (76,2%)[60]

Foi efectuado um estudo para avaliar a relação entre o canal mandibular e os terceiros molares inferiores impactados utilizando a tomografia computorizada de feixe cónico (TCFC) e para comparar os resultados com os sinais radiográficos panorâmicos. O estudo consistiu em imagens de TCFC tiradas de 29 pacientes com 43 terceiros molares inferiores impactados de Classe C, cujas radiografias panorâmicas mostraram uma relação estreita entre o canal mandibular e os terceiros molares inferiores. A avaliação das tomografias foi efectuada para determinar o curso do canal, a sua proximidade à raiz, qualquer estreitamento do canal, a presença de sulcos ou ganchos na raiz e a proximidade da raiz ao córtex. Os resultados mostraram que o trajeto lingual do canal foi o trajeto mais frequentemente detectado em todas as panorâmicas. O contacto do dente com o canal foi observado em todos os casos em que foram encontrados sinais panorâmicos de desvio do canal e escurecimento das raízes.[57]

Outro estudo foi efectuado para comparar a imagem volumétrica de feixe cónico e as radiografias simples combinadas para a localização do canal mandibular antes da remoção de terceiros molares inferiores impactados, utilizando procedimentos radiológicos convencionais, ou seja, radiografia panorâmica e uma radiografia cefalométrica PA simétrica (PAN&PA) foi comparada com a imagem volumétrica de feixe cónico (CBVI). O desenho do estudo consistiu em seis observadores que avaliaram 30 PAN&PA e 30 CBVI para a posição das pontas das raízes.

As informações de diagnóstico foram classificadas de 1 a 5 (excelente a mau).

Os resultados mostraram que, com a PAN&PA, três vezes mais exames mostraram informações não detectáveis para a posição horizontal em comparação com a CBVI. A informação de diagnóstico na dimensão vertical recebeu uma classificação mediana de 2 (bom) para CBVI e para PAN&PA; para a dimensão horizontal, CBVI recebeu uma classificação mediana de 2 (bom), em comparação com uma classificação mediana significativamente pior de 3 (suficiente) para PAN&PA. A variância foi mais elevada para a dimensão horizontal com PAN&PA (1,27). Estes resultados indicaram que a tecnologia de feixe cónico melhora a localização do terceiro molar para o planeamento pré-cirúrgico.[65]

Outro estudo avaliou a associação entre a tomografia computadorizada de feixe cônico (TCFC) e as radiografias panorâmicas na avaliação de um canal mandibular sobreposto e terceiros molares impactados. A amostra do estudo consistiu em 175 terceiros molares impactados de 131 pacientes que apresentavam uma relação de sobreposição entre o canal mandibular e os terceiros molares em radiografias panorâmicas e foram encaminhados para o exame do canal mandibular com a TCFC. As imagens panorâmicas foram avaliadas quanto ao escurecimento da raiz e à interrupção da parede do canal mandibular. As imagens da TCFC foram utilizadas para avaliar a posição vestibulolingual do canal mandibular em relação ao terceiro molar, a proximidade das raízes com o canal e a perda óssea cortical lingual.[66]

A associação entre a radiografia panorâmica e os achados da TCFC foi examinada utilizando o teste do Qui-quadrado e o teste exato de Fisher. Os resultados mostraram que os sinais radiográficos panorâmicos foram estatisticamente associados aos achados da TCFC (P/0,01). Nos casos de escurecimento das raízes nas radiografias panorâmicas, foi observada perda óssea cortical lingual ou canais posicionados vestibularmente nas imagens de TCFC. Os casos em que a parede do canal mandibular estava interrompida nas radiografias panorâmicas, ou havia contato entre o terceiro molar inferior e o canal na OPG, os canais posicionados lingualmente foram vistos com mais frequência nas imagens de TCFC. Com todos estes resultados, o autor concluiu que o contacto entre o terceiro molar inferior e o canal e o canal posicionado lingualmente observados nas imagens de TCFC podem ser mais frequentemente observados em casos de interrupção da linha branca do canal mandibular na radiografia panorâmica e que pode haver mais perda da cortical lingual nas imagens de TCFC em casos de escurecimento das raízes observados nas radiografias panorâmicas.[6]

O objetivo deste estudo foi efetuar uma análise abrangente, comparando os sinais IOPA com os resultados da TCFC, para estudar a relação entre os terceiros molares inferiores impactados e o canal mandibular.

FONTE DE DADOS

O grupo de estudo era constituído por 50 pacientes de ambos os sexos, com idades compreendidas entre os 18 e os 30 anos ou mais, com terceiros molares inferiores impactados. Os sujeitos do estudo foram seleccionados de entre os pacientes que frequentavam o departamento de medicina oral e radiologia da Faculdade de Medicina Dentária e Hospital de Oxford, Bangalore.

CRITÉRIOS DE INCLUSÃO

1. Indivíduos com terceiro molar inferior impactado.
2. Terceiros molares inferiores não irrompidos com o segundo molar inferior presente.
3. Doentes com idade igual ou superior a 18-30 anos.
4. Radiografia de boa qualidade.

CRITÉRIOS DE EXCLUSÃO

1. Incapacidade de identificar o canal alveolar inferior na radiografia.
2. Deslocamento da raiz devido a uma patologia, como um quisto ou um tumor.
3. Doentes com doenças sistémicas.
4. Gravidez

Capítulo 3

MATERIAL UTILIZADO NO ESTUDO
PARA O EXAME DO DOENTE
1. Cadeira de dentista
2. Um par de luvas esterilizadas
3. Máscara bucal
4. Espelho bucal esterilizado
5. Uma sonda esterilizada
6. Um tabuleiro para rins esterilizado
7. Algodão esterilizado.

PARA RADIOGRAFIA PERIAPICAL INTRA-ORAL
1. Máquina de raios X dentária com pico fixo de 70 kilovoltagem e 10milliamperage, 0,8 segundos. (Cooperação com o sistema médico da Toshiba, modelo BEST XDC) com colimação tubular.
2. Temporizador elétrico incluído no circuito da máquina de raios X
3. Película intra-oral periapical tamanho 2 de velocidade Kodak E (Eastman Kodak, Rochester, Nova Iorque)
4. Suporte de película Rinn XCP.

PARA CBCT
1. KODAK 9300 3D (modelo dental Kodak system care stream health Rochester ,New York)
2. Monitor LCD de 21 polegadas com resolução 128061024),

METODOLOGIA
EXAME CLÍNICO E RADIOGRÁFICO PRELIMINAR
Os pacientes seleccionados foram obrigados a sentar-se confortavelmente na cadeira dentária. Depois de calçar luvas esterilizadas e máscara bucal, os pacientes foram examinados sob iluminação artificial. Todos os pacientes com terceiros molares mandibulares impactados foram submetidos a IOPAR e incluídos no estudo. O procedimento foi explicado ao paciente e foi obtido o seu consentimento informado por escrito para participar no estudo (formulário de consentimento em anexo).

EXAME RADIOGRÁFICO
PARA EXPOSIÇÃO RADIOGRÁFICA PERIAPICAL INTRA-ORAL
O doente foi obrigado a usar um avental de chumbo e sentou-se confortavelmente numa cadeira dentária convencional com o plano sagital perpendicular e o plano oclusal paralelo ao chão.
Para a aplicação da técnica de paralelismo, foi realizada uma radiografia intra-oral periapical Kodak ekta speed; o procedimento foi explicado ao paciente e foi-lhe pedido que se mantivesse estável durante a exposição.
A película foi colocada no suporte Rinn XCP com todos os parâmetros de exposição definidos (70kvp, 10 ma e 0,7 seg). Posteriormente, pediu-se ao paciente que abrisse bem a boca e a película foi colocada no pavimento da boca, centrada sobre o terceiro molar inferior impactado. O tubo de raios X foi alinhado sobre o anel indicador de posição do suporte Rinn XCP e a exposição foi efectuada.

PROCESSAMENTO DE PELÍCULAS IOPAR
Imediatamente após a exposição, a película periapical intra-oral foi processada de acordo com a técnica padrão, numa sala escura bem equipada e à prova de luz, utilizando a solução reveladora e fixadora fresca.

INTERPRETAÇÃO DA IOPA
A interpretação do IOPA foi efectuada utilizando a caixa de visualização radiográfica. A radiografia foi verificada quanto aos 5 sinais seguintes: escurecimento da raiz, desvio do canal, estreitamento do canal, presença de corticação e interrupção da linha branca. Se algum dos cinco sinais acima mencionados estivesse presente, o paciente era submetido a CBCT

PROCEDIMENTO DE CBCT

O doente foi instruído a remover quaisquer aparelhos dentários e objectos metálicos da região da cabeça e do pescoço. O funcionamento da máquina de CBCT foi demonstrado aos pacientes e foi explicada ao sujeito a necessidade de ficar quieto durante o procedimento. De seguida, o sujeito foi obrigado a usar um avental de chumbo e posicionado cuidadosamente na calha focal com a ajuda do apoio do queixo, do bloco de mordida e do suporte de cabeça da máquina, de modo a que o plano sagital médio ficasse perpendicular e o plano horizontal de Frankfurt paralelo ao chão. Este facto foi confirmado com o indicador da máquina. Após o posicionamento do doente, a máquina é ajustada de modo a obter a vista mandibular. Os parâmetros de exposição foram seleccionados na máquina com controlo automático da exposição e a exposição é feita (90 voxel size, 85kvp, 20s, 8ma). A imagem formada surge no ecrã do computador (monitor LCD) na qual se aprecia a raiz do terceiro molar inferior impactado e a sua aproximação ao canal mandibular.

INTERPRETAÇÃO DO CBCT

O canal foi traçado e a imagem formada foi vista em três dimensões, ou seja, nos planos sagital, coronal e axial. As imagens obtidas foram avaliadas quanto à presença de corticalização e foram medidas quanto à distância, ou seja, a proximidade da ponta da raiz do canal mandibular num monitor LCD de 21 polegadas com resolução de 128061024. Em condições de iluminação reduzida, as imagens foram avaliadas com a utilização da ferramenta "zoom" e a manipulação do brilho e do contraste.

Os critérios acima mencionados foram determinados e registados no formulário especialmente concebido para o estudo (formulário em anexo).

ANÁLISE ESTATÍSTICA

Todas estas medições foram registadas e analisadas utilizando o Microsoft Excel. As médias e o desvio padrão das medidas registadas pelo observador foram calculados para cada modalidade de imagem. A fiabilidade das radiografias intra-orais periódicas na avaliação da proximidade do ápice radicular ao canal foi avaliada estatisticamente através da comparação dos sinais radiográficos periapicais intra-orais com as medições das imagens da tomografia computorizada de feixe cónico, utilizando o software SPSS.

Capítulo 4

Fotografia 1 Armamentário para exame clínico

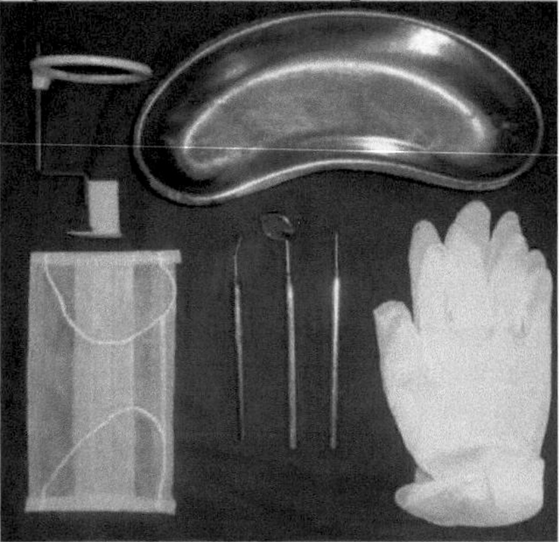

Fotografia 2 Máquina IOPAR

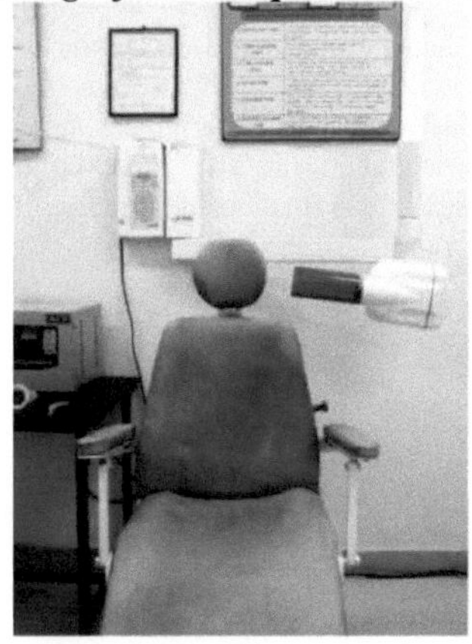

Fotografia 3 Parâmetro de exposição para o IOPAR

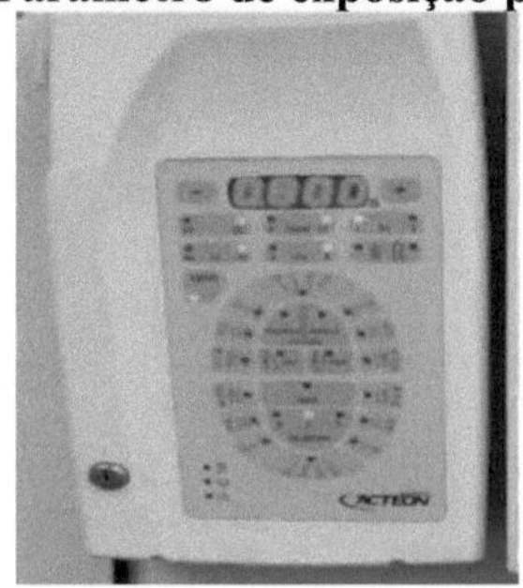

Fotografia 4Posicionamento do *doente* para o IOPAR

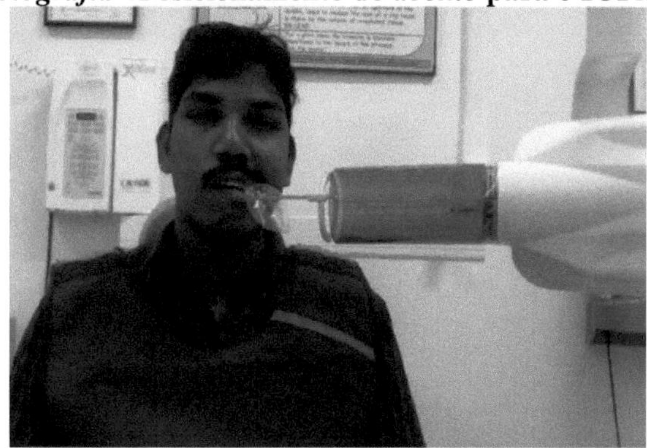

Fotografia 5 IOPA mostrando o escurecimento da raiz

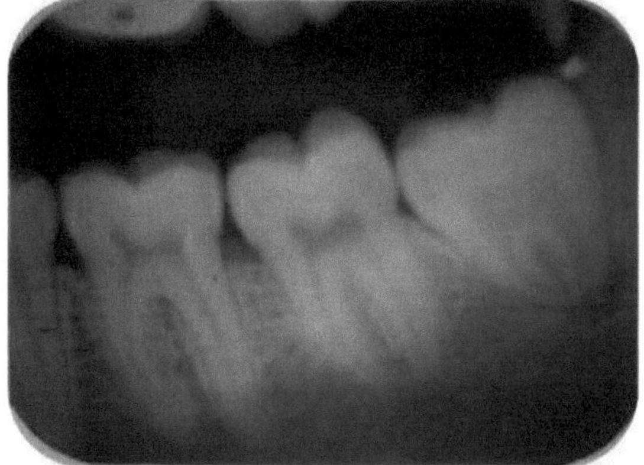

Fotografia 6 IOPA mostrando a interrupção do canal

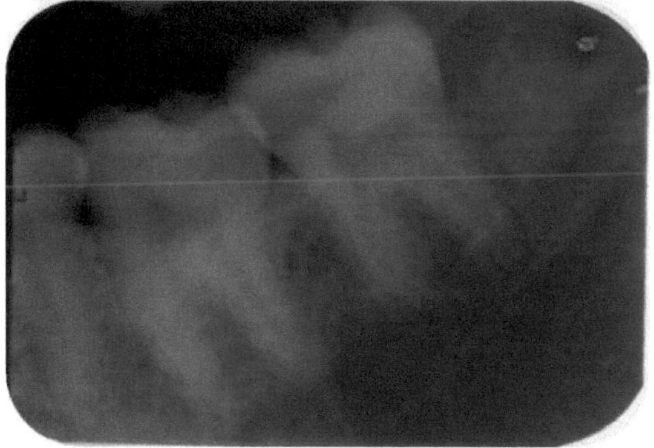

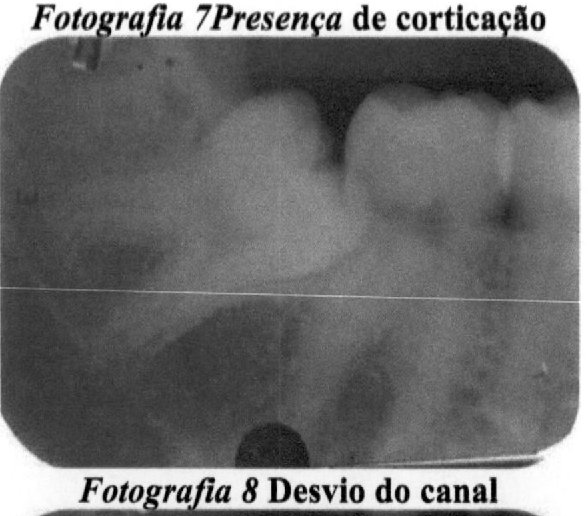

Fotografia 7 Presença de corticação

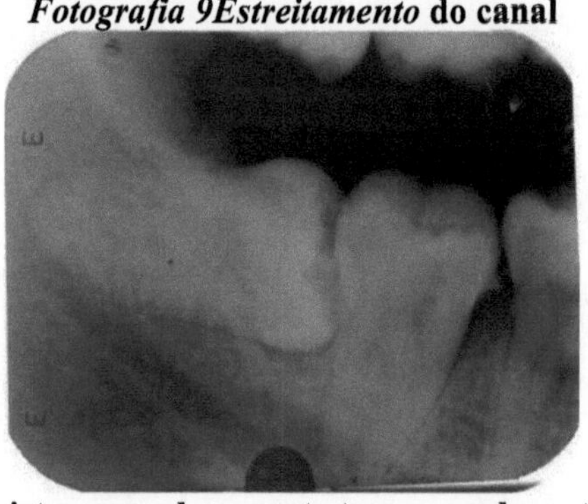

Fotografia 8 Desvio do canal

Fotografia 9 Estreitamento do canal

Fotografia 10CBCT vista coronal em corte transversal mostrando a presença de

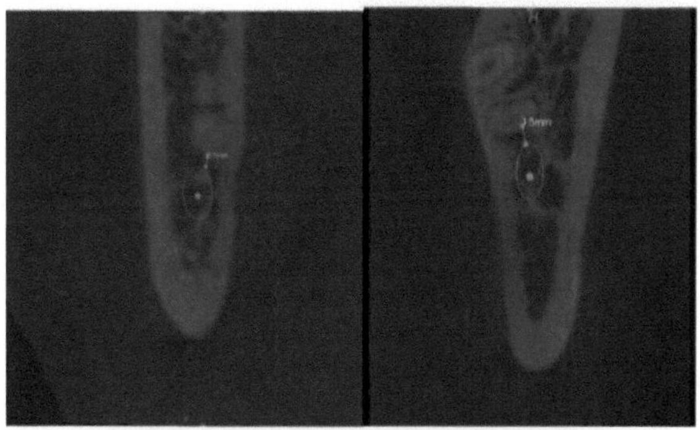

Fotografia 11 Vista transversal coronal *de TCFC* mostrando ausência de corticação

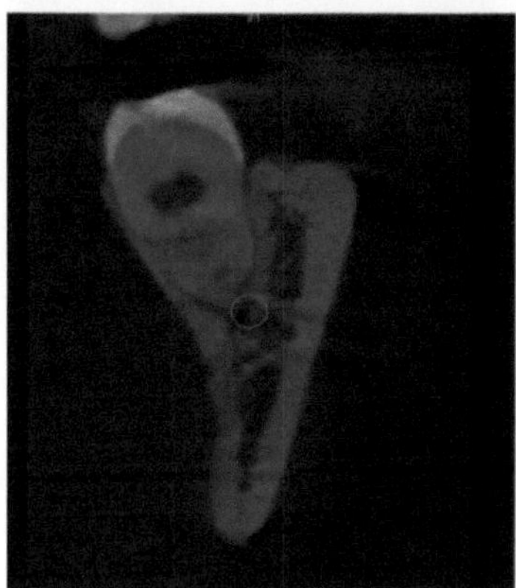

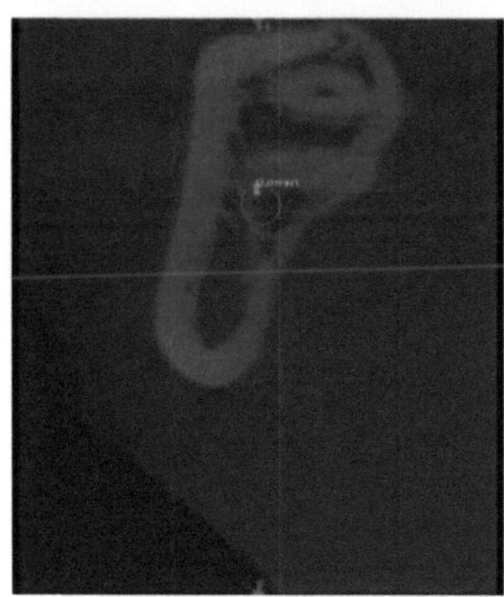

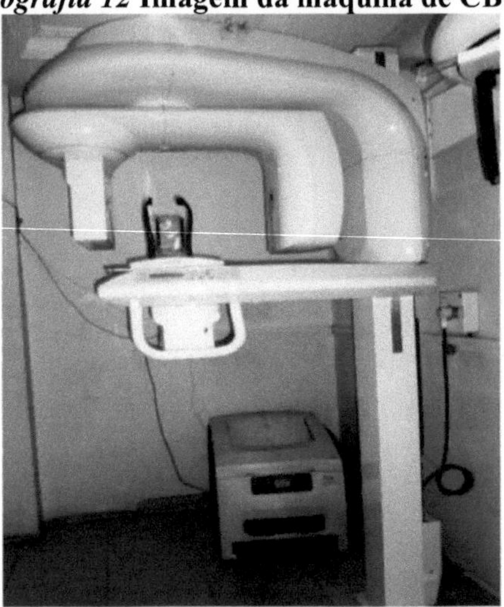

Fotografia 12 Imagem da máquina de CBCT

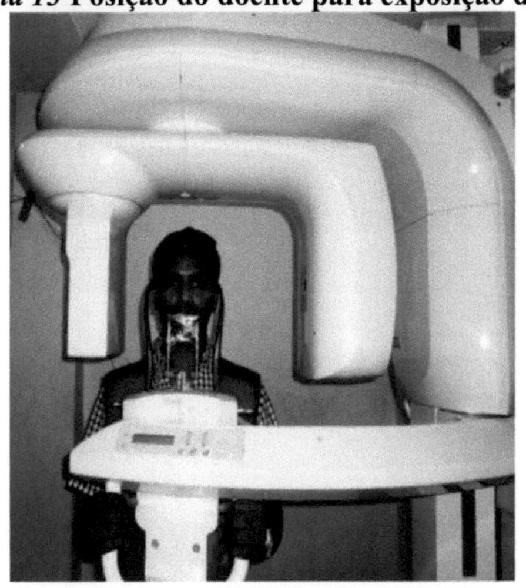

Fotografia 13 Posição do doente para exposição de CBCT

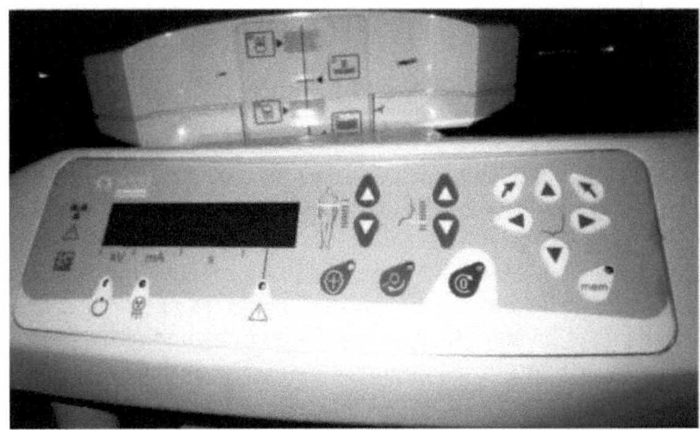

Fotografia 14Painel de *controlo* da máquina de CBCT.

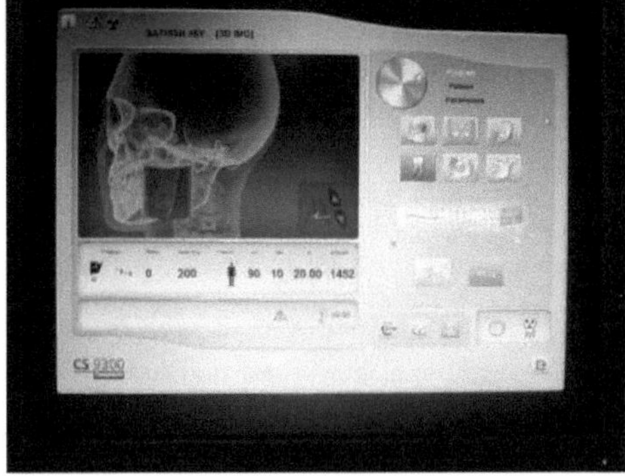

Fotografia 15 Parâmetro de exposição para CBCT.

Capítulo 5

Resultados e observações

& Figura 1

Representa a distribuição por género na amostra do estudo, constituída por 60% (30) de homens e 40% (20) de mulheres.

Tabela 1 e Figura 2

A tabela mostra a distribuição etária na amostra do estudo, com 62% (31) dos indivíduos com idade até 25 anos e 38% (19) dos indivíduos com idade superior a 25 anos.

Tabela 2 e Gráfico 1

Representa a distribuição das amostras do estudo por idade e sexo. Entre os homens, 66,67% (20) tinham até 25 anos de idade e 33,33% (10) tinham mais de 25 anos de idade, enquanto entre as mulheres, 55% (11) tinham até 25 anos de idade e 45% (9) tinham mais de 25 anos de idade. Assim, num total de 62% (31) das amostras do estudo tinham até 25 anos de idade e 38% (19) das amostras do estudo tinham mais de 25 anos de idade.

Quadro 3 e gráfico 2

Destaca a média e o DP da idade entre os homens e as mulheres. Nos homens, a idade média é de 24,47 anos e, nas mulheres, de 24,65 anos. No total da amostra, a média foi de 24,54 anos. Nos homens, o desvio padrão da idade é de 3,88 e nas mulheres é de 4,36 anos, respetivamente. O desvio padrão da amostra total é de 4,03.

Quadro 4 e gráfico 3

O escurecimento da raiz estava presente em 50% (15) dos homens e em 45% (09) das mulheres, com um total de 48% (24) de escurecimento da raiz no IOPAR.

Quadro 5 e Gráfico 4

Representa a amostra total que apresenta desvio de canal na IOPAR. O desvio de canal estava presente em 23,33% (7) nos homens e 20% (4) nas mulheres, com a amostra total a apresentar desvio de canal em 22% (11) no IOPAR.

Quadro 6&Gráfico 5

Representa a percentagem da amostra total que apresenta estreitamento do canal no IOPAR. O estreitamento do canal estava presente em 10% (03) no sexo masculino e 20% em (04) no sexo feminino, com a amostra total a apresentar um estreitamento do canal de 14% (07) no IOPAR.

Quadro 7 e Gráfico 6

Representa a percentagem da amostra total que mostra a presença de corticação no IOPAR. A presença de corticação estava presente em 10% (3) no sexo masculino e 10% (02) no sexo feminino, com a amostra total a apresentar presença de corticação em 10% (05) no IOPAR.

Quadro 8 e Gráfico 7

Representa a percentagem da amostra total que apresenta interrupção da linha branca no IOPAR. A interrupção da linha branca estava presente em 36,67% (11) nos homens e 25% (05) nas mulheres, com a amostra total a apresentar 32% (16) no IOPAR.

Quadro 9 e Gráfico 8

Representa a presença de um único sinal radiográfico e combinações no IOPAR. No sexo masculino, 70% (21) dos pacientes apresentam um único critério no IOPAR e 30% (9) mais de um critério no IOPAR. No sexo feminino, 85% (17) pacientes apresentam um único critério no IOPAR e 15% (03) mais de um critério no IOPAR. 76% (38) do total de doentes apresentam um único critério no IOPAR e 24% (12) mais do que um critério no IOPAR.

Tabela 9 e Gráfico 9

Destaca a percentagem da amostra total, juntamente com a distribuição por homens e mulheres, que mostra a presença de corticação nos resultados da TCFC. No sexo masculino, 96,67% (29) dos doentes apresentavam corticação na CBCT e, no sexo feminino, 95% (19) dos doentes apresentavam corticação na CBCT. No total, 96% (48) dos doentes apresentavam corticação na CBCT.

Tabela 10 e Gráfico 10

Representa a média e o DP da distância entre a raiz do terceiro molar inferior e o canal mandibular na TCFC. Nos homens e nas mulheres, a média da distância entre a raiz do terceiro molar inferior e o canal mandibular na TCFC foi de 2,36 e 2,09, com um DP de 1,53 e 1,43, respetivamente. Na TCFC, a distância média total entre a raiz do terceiro molar inferior e o canal foi de 2,25 com DP de 1,48. O valor do teste t foi de 0,6473 com um valor de p de 0,5205.

Quadro 11 e Gráfico 11

Destaca a percentagem de critérios individuais no IOPAR, nos indivíduos do sexo masculino, feminino e na amostra total. O escurecimento das raízes no IOPAR estava presente em 48% (24) do total de indivíduos, incluindo 50% (30) do sexo masculino e 45% (09) do sexo feminino. O desvio do canal no IOPAR estava presente em 22% (11) do total de indivíduos, incluindo 23,33% (07) do sexo masculino e 20% (04) do sexo feminino. O estreitamento do canal no IOPAR esteve presente em 14% (07) do total de indivíduos, dos quais 10% (03) do sexo masculino e 20% (04) do sexo feminino A presença de corticação no IOPAR esteve presente em 10% (05) do total de indivíduos, dos quais 10% (03) do sexo masculino e 10% (02) do sexo feminino. A interrupção das linhas brancas no IOPAR estava presente em 32% (16) do total de indivíduos, dos quais 36,67% (11) eram do sexo masculino e 25% (05) do sexo feminino.

Tabela 12 e Gráfico 12

O estudo mostra a associação da ausência de corticalização do canal na TCFC com a presença de vários critérios no ROPI. Entre todos os 50 pacientes, 95,83% (23) apresentavam escurecimento das raízes no IOPAR, o que foi confirmado pela TCFC. Apenas 4,17% (01) mostraram ausência de corticalização na TCFC, com qui-quadrado e valor de p de 0,4415 e 0,5064, respetivamente.

O desvio do canal no IOPAR estava presente em 11 pacientes. 100% mostraram a presença de corticalização na CBCT com o qui-quadrado e o valor de p de 0,0109 e 0,9168, respetivamente.

O estreitamento do canal no IOPAR (07), 100% mostrou a presença de corticalização na CBCT com o qui-quadrado e o valor de p de 0,2094 e 0,6473, respetivamente.

Presença de corticalização no IOPAR (05) 100% mostraram presença de corticalização na CBCT com qui-quadrado e valor de p de 0,5208 e 0,4705, respetivamente.

Interrupção das linhas brancas no IOPAR (14) 87,50% mostraram a presença de corticalização, enquanto 12,50 (02) mostraram a sua ausência na CBCT com o qui-quadrado e o valor p de 1,7703 e 0,1834, respetivamente.

Quadro 13

A tabela mostra a correlação de cada sinal radiográfico individual no IOPAR com a distância entre as raízes do terceiro molar inferior e o canal mandibular medida na CBCT. A média e o desvio padrão da distância medida na TCFC entre a raiz do terceiro molar inferior e o canal mandibular para todos os pacientes que apresentam escurecimento das raízes são 2,20 e 1,47, respetivamente. A média e o DP da distância medida na CBCT entre a raiz do terceiro molar inferior e o canal mandibular para todos os pacientes que apresentam desvio do canal são 2,01 e 1,09, respetivamente. A média e o desvio padrão da distância medida na TCFC entre a raiz do terceiro molar inferior e o canal mandibular para todos os pacientes com estreitamento do canal são 2,74 e 1,36, respetivamente. A média e o desvio padrão da distância medida na TCFC entre a raiz do terceiro molar inferior e o canal mandibular para todos os pacientes com presença de corticação são de 2,88 e 2,05, respetivamente. A média e o DP da distância medida na TCFC entre a raiz do terceiro molar inferior e o canal mandibular para todos os pacientes que apresentavam interrupção da linha branca são 2,15 e 1,39, respetivamente.

Capítulo 6

Tabelas e gráficos

Tabela: 1 Distribuição dos pacientes por sexo

Sexo	Número de inquiridos	% de inquiridos
Masculino	30	60.0
Feminino	20	40.0
Total	50	100.0

Figura :1

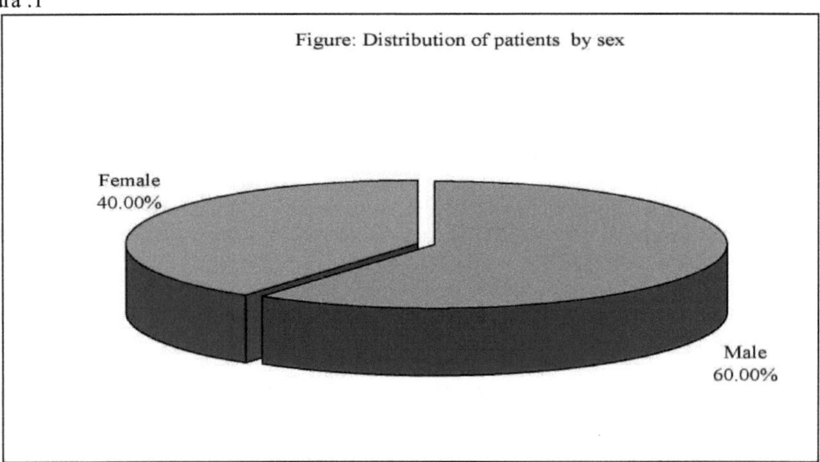

Tabela:2 Distribuição dos doentes por grupos etários

Grupo etário	Número de inquiridos	% de inquiridos
Até 25 anos	31	62.00
Mais de 25 anos	19	38.00
Total	50	100.00

Figura :2

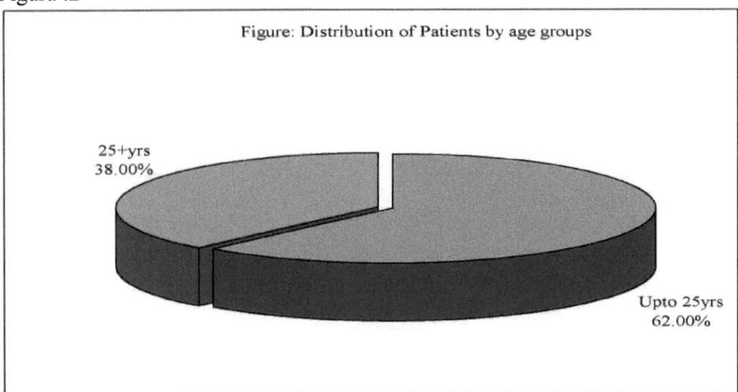

Tabela: 3 Distribuição dos doentes por sexo e grupos etários

Faixa etária	Masculino	%	Feminino	%	Total	%
Até 25 anos	20	66.67	11	55.00	31	62.00
Mais de 25 anos	10	33.33	9	45.00	19	38.00
Total	30	100.00	20	100.00	50	100.00

Gráfico 1

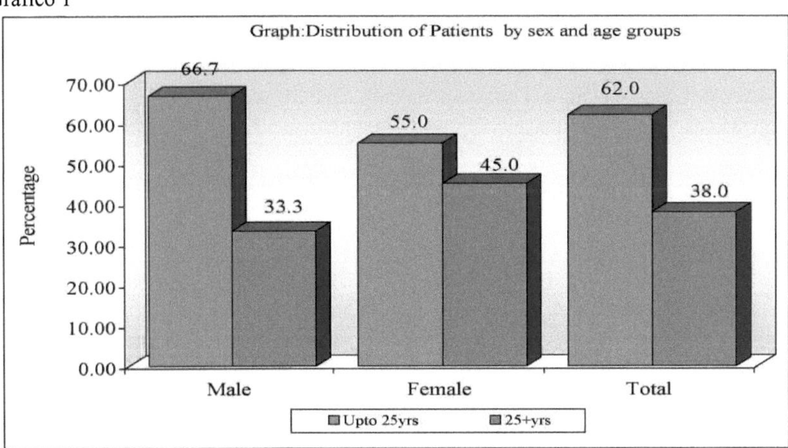

Tabela:4 Média e DP da idade dos homens e das mulheres

Sexo	Idade média	Idade SD
Masculino	24.47	3.88
Feminino	24.65	4.36
Total	24.54	4.03

Gráfico 2

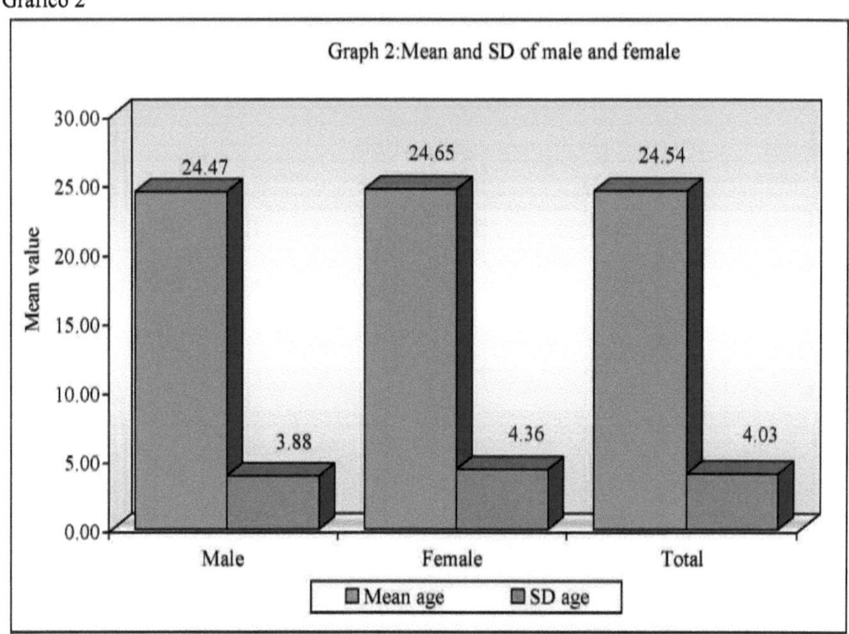

Tabela:5 Presença de escurecimento das raízes em homens e mulheres na IOPA

Escurecimento das raízes	Masculino	%	Feminino	%	Total	%
Ausente	15	50.00	11	55.00	26	52.00
Presente	15	50.00	9	45.00	24	48.00
Total	30	100.00	20	100.00	50	100.00
Qui-quadrado= 0,1201p=0 ,72883						

Gráfico 3

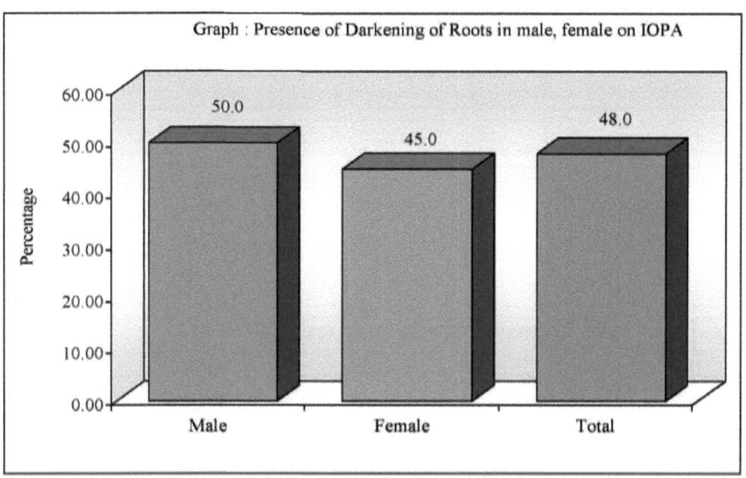

Tabela:6 Presença de desvio de canal em homens e mulheres na IOPA

Desvio do canal	Masculino	%	Feminino	%	Total	%
Ausente	23	76.67	16	80.00	39	78.00
Presente	7	23.33	4	20.00	11	22.00
Total	30	100.00	20	100.00	50	100.00
Qui-quadrado= 0,0781p=0 ,78044						

Gráfico 4

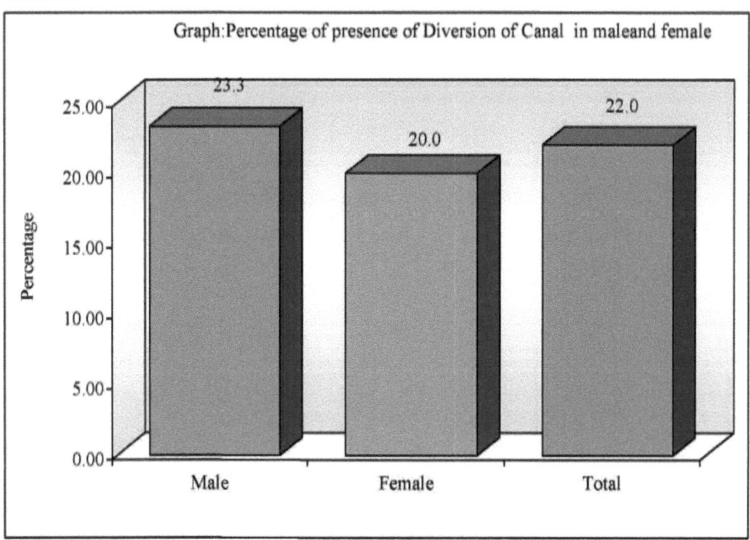

Tabela:7 Presença de estreitamento do canal em homens e mulheres na IOPA

Estreitamento do canal	Masculino	%	Feminino	%	Total	%
Ausente	27	90.00	16	80.00	43	86.00
Presente	3	10.00	4	20.00	7	14.00
Total	30	100.00	20	100.00	50	100.00
Qui-quadrado= 0,9971p=0 ,31812						

Gráfico 5

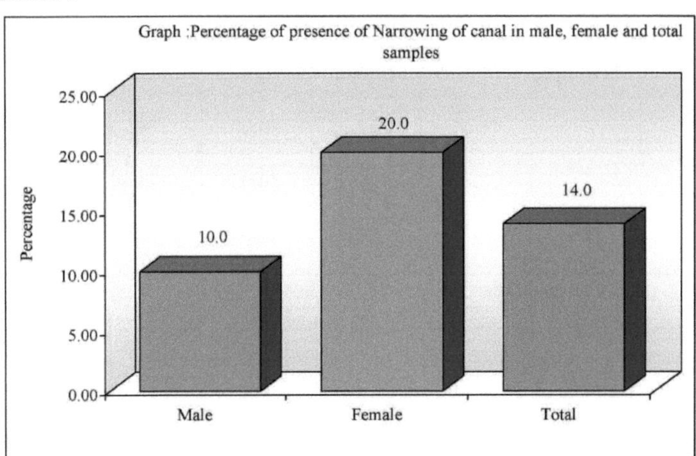

Tabela:8 Presença de corticação em homens e mulheres no IOPAR

Corticação	Masculino	%	Feminino	%	Total	%
Ausente	27	90.00	18	90.00	45	90.00
Presente	3	10.00	2	10.00	5	10.00
Total	30	100.00	20	100.00	50	100.00
Yates Qui-quadrado=0,2311 p=0,63043						

Gráfico 6

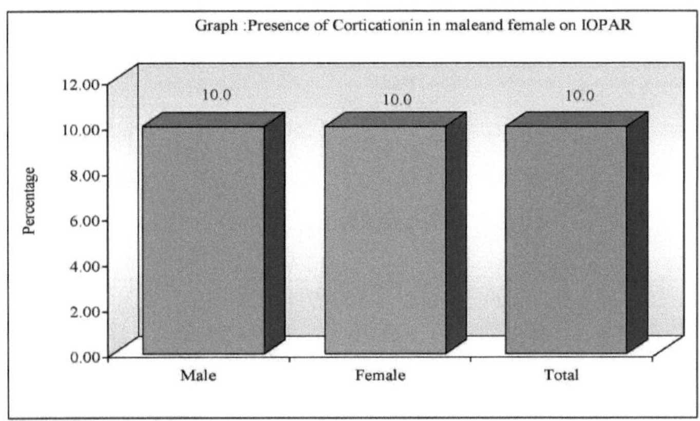

Tabela:9 Presença de interrupção da linha branca em homens e mulheres

Interrupção da linha branca	Masculino	%	Feminino	%	Total	%
Ausente	19	63.33	15	75.00	34	68.00
Presente	11	36.67	5	25.00	16	32.00
Total	30	100.00	20	100.00	50	100.00
Chi-square=0.7511p=0.38629						

Gráfico 7

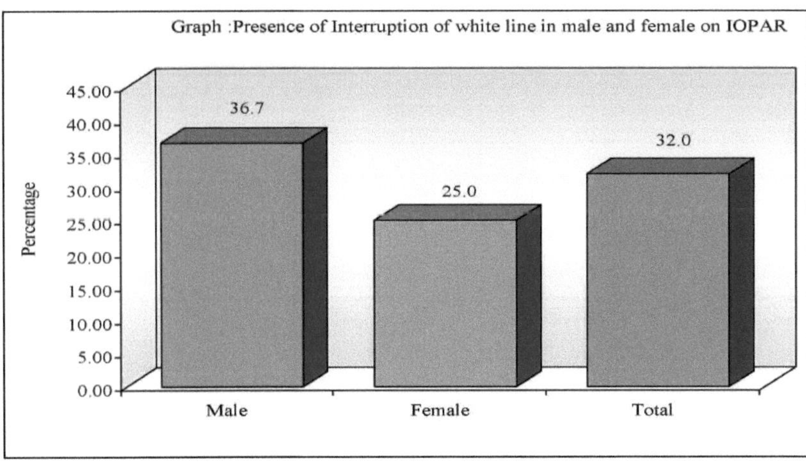

Quadro:10 Presença de um único critério e de uma combinação de critérios nas amostras masculinas, femininas e totais

Critérios	Masculino	%	Feminino	%	Total	%
Individual	21	70.00	17	85.00	38	76.00
Combinação	9	30.00	3	15.00	12	24.00
Total	30	100.00	20	100.00	50	100.00
Qui-quadrado= 1,4801p=0 ,2237						

Gráfico 8

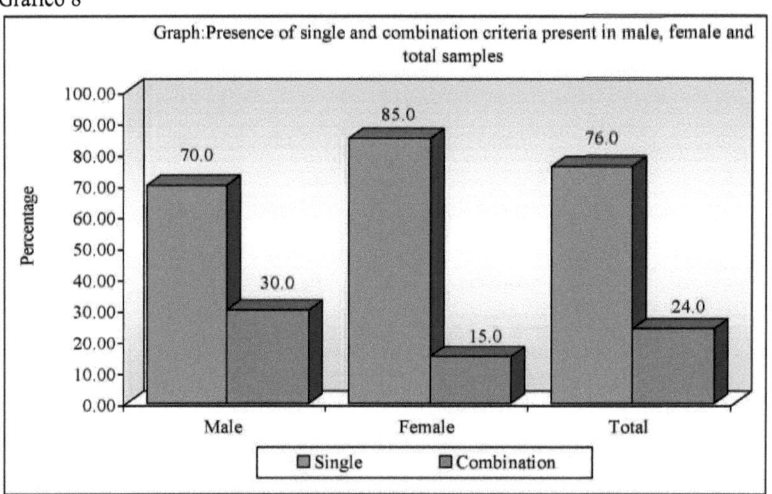

Tabela:11 Presença/ausência de corticalização do canal mandibular na TCFC

Corticação de canal	Masculino	%	Feminino	%	Total	%
Ausente	1	3.33	1	5.00	2	4.00
Presente	29	96.67	19	95.00	48	96.00
Total	30	100.00	20	100.00	50	100.00
Chi-square=0.0000p=1.0000						

Gráfico 9

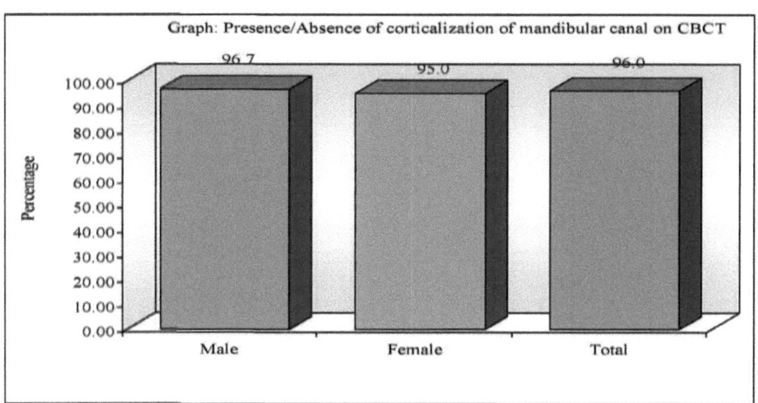

Tabela:12 Comparação da distância da raiz do terceiro molar inferior ao canal mandibular em CBCT .

Sexo	Média	SD
Masculino	2.36	1.53
Feminino	2.09	1.43
Total	2.25	1.48
teste t	0.6473	
valor de p	0.5205	

Gráfico 10

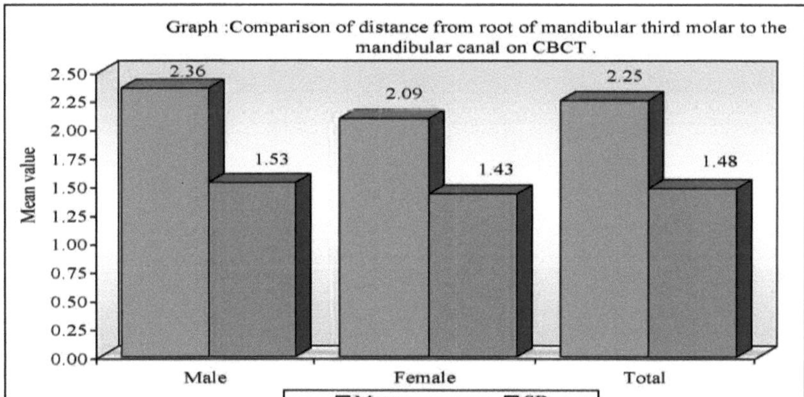

Tabela:13 Percentagem de presença de vários critérios em amostras de homens, mulheres e no total

Critérios	Masculino	%	Feminino	%	Total	%
Escurecimento das raízes	15	50.00	9	45.00	24	48.00
Desvio do canal	7	23.33	4	20.00	11	22.00
Estreitamento do canal	3	10.00	4	20.00	7	14.00
Presença de corticação	3	10.00	2	10.00	5	10.00
Interrupção da linha branca	11	36.67	5	25.00	16	32.00

Gráfico 11

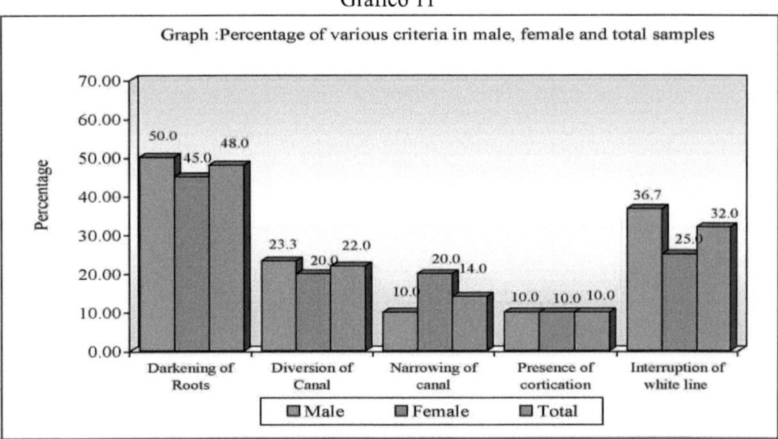

Tabela:14 Associação entre a ausência de corticalização do canal na TCFC e a presença de vários critérios no IOPAR.

Critérios	Ausente	%	Presente	%	Total	%	Chi quadrado	P-valor
Escurecimento das raízes	1	4.17	23	95.83	24	48.00	0.4415	0.5064
Desvio do canal	0	0.00	11	100.00	11	22.00	0.0109	0.9168
Estreitamento do canal	0	0.00	7	100.00	7	14.00	0.2094	0.6473

| Presença de corticação | 0 | 0.00 | 5 | 100.00 | 5 | 10.00 | 0.5208 | 0.4705 |
| Interrupção da linha branca | 2 | 12.50 | 14 | 87.50 | 16 | 32.00 | 1.7703 | 0.1834 |

Gráfico 12

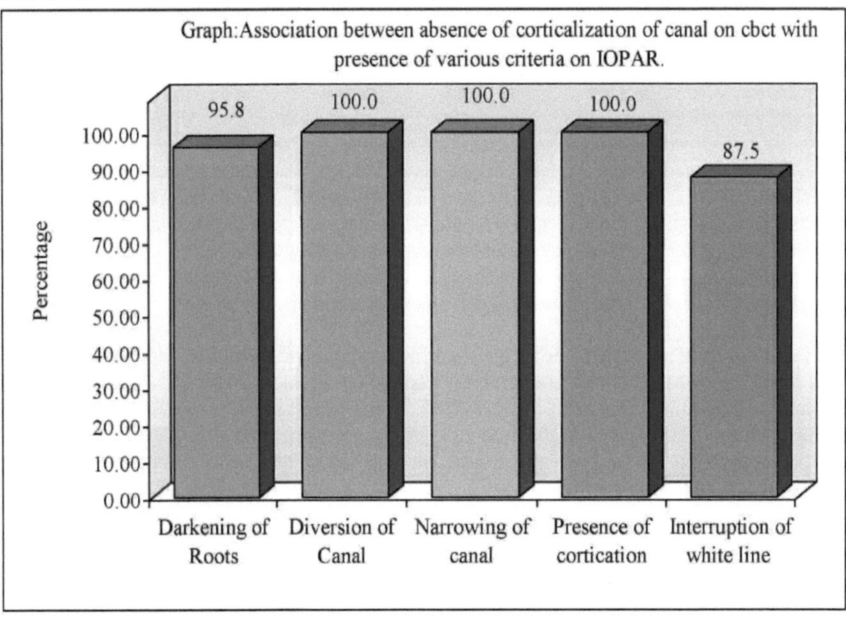

Tabela 15: Correlação de cada sinal radiográfico individual no IOPAR com a distância da raiz do terceiro molar inferior ao canal na TCFC

Critérios	Distância do CBCT	
	Média	SD
Escurecimento das raízes	2.20	1.47
Desvio do canal	2.01	1.09
Estreitamento do canal	2.74	1.36
Presença de corticação	2.88	2.05
Interrupção da linha branca	2.15	1.39

Capítulo 7

Discussão

A incidência de lesão do nervo alveolar inferior resultante da remoção cirúrgica do terceiro molar inferior varia entre 0,4% e 8,4%.[71] A lesão do nervo alveolar inferior é uma consequência preocupante após a remoção do terceiro molar inferior, uma vez que os sintomas associados à lesão do nervo podem persistir durante vários meses ou, em casos graves, o doente pode ficar com uma parestesia permanente. [68,64]Na maioria dos casos, a presença de dormência causada por uma lesão nervosa desaparece num prazo de seis meses ou menos. Nos casos de parestesia permanente, a incidência é geralmente relatada como sendo inferior a 1% (Gulicher e Gerlach 2001, Sedaghatfar et al 2005, Susarla e Dodson 2007).[68]

A proximidade do ápice da raiz do terceiro molar inferior com o canal alveolar inferior predispõe o paciente a lesões nervosas após a remoção cirúrgica do dente.[71] . Por conseguinte, na avaliação pré-operatória do terceiro molar inferior, é importante uma avaliação diagnóstica exacta para obter uma avaliação precisa da relação do ápice da raiz com o canal. O conhecimento da posição exacta do ápice da raiz em relação ao canal alveolar inferior ajudará o cirurgião a determinar o risco associado ao procedimento cirúrgico e a decidir o plano de tratamento mais adequado.

Estudos demonstraram a precisão do diagnóstico da tomografia computorizada de feixe cónico na previsão da exposição do feixe neurovascular antes da remoção do terceiro molar mandibular impactado (Tantanapornkul et al 2007, Ghaeminia et al 2011)[64,70] . No entanto, devido à dose mais elevada e ao custo desta modalidade de imagiologia, muitos contextos dentários dependem apenas de radiografias convencionais, como a radiografia periapical intra-oral, na avaliação do terceiro molar inferior impactado. Na diretriz SEDENTEXCT (2011)[72] , a proximidade de um terceiro molar inferior ao canal alveolar inferior indica a utilização da tomografia computorizada de feixe cónico para avaliar a situação com precisão. No entanto, esta diretriz também sugere que são necessários mais estudos para comparar a fiabilidade da imagem convencional com a tomografia computadorizada de feixe cónico na avaliação da relação do terceiro molar inferior com o canal alveolar inferior. No entanto, independentemente de ser baseada em filme ou digital, a radiografia intra-oral tem muitas limitações inerentes. Uma das principais é que a anatomia tridimensional é colapsada numa superfície bidimensional, o que faz com que as características da imagem que representam diferentes estruturas anatómicas sejam sobrepostas. As características de interesse para o diagnóstico podem, por conseguinte, ser obscurecidas e a precisão do diagnóstico é reduzida. Compreender a limitação da radiografia convencional na avaliação do terceiro molar mandibular impactado é fundamental para determinar a necessidade da tomografia computorizada de feixe cónico em casos seleccionados e evitar a exposição desnecessária do paciente à radiação.[72]

Flygare e Ohman (2008) sugeriram que, na ausência de sobreposição entre o canal mandibular e um terceiro molar inferior, a radiografia intra-oral é geralmente adequada para a avaliação da proximidade do terceiro molar inferior ao canal mandibular.

O presente estudo consistiu em 50 indivíduos, dos quais 30 eram do sexo masculino e 20 do sexo feminino, com idades compreendidas entre os 18 e os 30 anos. A relação do 3rd molar mandibular impactado com o canal alveolar inferior foi avaliada utilizando os sinais IOPAR e os resultados da TCFC. Cinco sinais radiográficos, ou seja, escurecimento das raízes, desvio do canal, estreitamento do canal, presença de corticação e interrupção da linha branca observados no IOPAR (técnica de parelling, uma vez que minimiza a distorção geométrica e apresenta os dentes e o osso de suporte na sua verdadeira relação anatómica) para o 3rd molar mandibular impactado com o canal mandibular, foram correlacionados quanto à proximidade e envolvimento com os achados da TCFC para o mesmo. No presente estudo, os pacientes que apresentavam escurecimento da raiz e interrupção das linhas brancas no exame IOPAR mostraram a ausência de corticalização nos achados da TCFC em 4,17% (01) e 12,50% (02) pacientes, respetivamente. No teste do qui-quadrado, o valor de p para escurecimento da raiz e interrupção da linha branca foi de 0,5064 e 0,1834, respetivamente. Um estudo efectuado por Blaeser et al. concluiu que o escurecimento da raiz (28%) era um sinal radiográfico significativo na OPG que predispunha à lesão do NIA, ao passo que Tantanapornkul et al. 2007, no seu resultado de regressão logística multivariada, conseguiu identificar a interrupção da linha branca em 88% dos doentes utilizando a OPG em comparação com a TCFC.[64,68]

Pelo contrário, os doentes que apresentavam desvio e estreitamento do canal no ROPI mostraram a presença de corticalização na TCFC. No teste do qui-quadrado, o valor de p para desvio do canal e estreitamento do canal foi de 0,9168 e 0,6473, respetivamente. Um estudo realizado por Monaco et al em 2004 investigou os sinais radiográficos da OPG em comparação com imagens axiais de TC. O desvio e o estreitamento do canal como sinais radiográficos OPG (0 e 10%) provaram ser menos preditivos da verdadeira relação entre a raiz do terceiro molar inferior e o canal mandibular. [72]

Neste estudo, verificámos que, de 50 indivíduos, apenas 4% (02) foram diagnosticados com ausência de corticalização na TCFC (o valor médio e DP para a distância da raiz do terceiro molar inferior ao canal foi medido como 2,25+1,48. para os mesmos pacientes). Entre estes 2 pacientes com ausência de corticalização, (01) apresentava escurecimento das raízes, enquanto o outro paciente apresentava escurecimento das raízes e interrupção da linha branca.

Na literatura, não existem estudos sobre a comparação de sinais radiográficos em IOPAR e CBCT, para avaliar a proximidade da raiz do terceiro molar inferior com o canal mandibular.

Tantanapornkul et al (2007)[70] mostraram que a TCFC era superior à OPG na previsão da exposição do feixe neurovascular após a avaliação da relação da ponta da raiz do terceiro molar inferior com o canal mandibular. Estudaram 161 dentes impactados e referiram que a sensibilidade e a especificidade relativas da TCFC e da OPG na previsão da exposição do nervo eram de 93%, 77% e 70%, 63%, respetivamente.

Foram efectuados vários estudos utilizando OPG e CBCT ou CT que demonstraram uma correlação positiva entre o escurecimento da raiz e a interrupção da linha branca, o que indica um risco acrescido de lesão do NIA.[70,64] que está de acordo com o nosso estudo.

Ghameniaet al[64] no seu estudo observaram que três sinais, nomeadamente o escurecimento da raiz, a interrupção da linha branca e o desvio do canal mandibular, estavam significativamente associados à exposição ao IAN. Salzamaet al[73] confirmaram a descoberta de Ghamenia et al no seu estudo.

Para investigar a proximidade de duas estruturas anatómicas, é necessário avaliar as relações tridimensionais. Esta relação tridimensional pode ser avaliada utilizando a TCFC com um grau de precisão mais elevado. Também permite medições lineares em todas as direcções que podem incluir a distância entre as raízes dos terceiros molares inferiores e o canal mandibular. No presente estudo, devido ao tamanho limitado da amostra, os resultados não podem ser generalizados. No entanto, apesar dessas limitações, o presente estudo fornece informações valiosas.

Este estudo mostrou a fraca fiabilidade dos sinais radiográficos do IOPAR na previsão do envolvimento da raiz do terceiro molar inferior com o canal mandibular. Dois pacientes foram diagnosticados com a ausência de corticalização nos achados da TCFC entre 50 pacientes. No entanto, os dois sinais radiográficos, que são o escurecimento das raízes e a interrupção da linha branca, mostraram uma correlação positiva, indicando um risco acrescido de lesão do NIA. Além disso, devido à sua fácil disponibilidade e à menor exposição do paciente à radiação, pode ser utilizada como instrumento de diagnóstico primário para avaliar a proximidade do canal mandibular e da raiz do terceiro molar inferior.

Um diagnóstico radiográfico preciso é essencial para avaliar e prever o possível resultado relacionado à extração de terceiros molares impactados. No entanto, a presença ou ausência desses sinais radiográficos nem sempre determina a possibilidade de lesão no canal mandibular.

Por conseguinte, o presente estudo proporcionou uma visão adequada aos cirurgiões maxilofaciais que necessitam de decidir se a TCFC é necessária para além da radiografia periapical intra-oral pré-operatória nas extracções de terceiros molares inferiores. Outros estudos que exijam um tamanho de amostra maior, utilizando tanto a IOPAR como a CBCT ou por exposição cirúrgica, revelar-se-ão construtivos.

Este estudo demonstrou a fraca fiabilidade dos sinais radiográficos na previsão da proximidade da terceira raiz mandibular com o canal mandibular em relação aos resultados da TCFC, uma vez que, de todos os 50 indivíduos que apresentavam os diferentes sinais radiográficos, apenas 2 foram diagnosticados com ausência de corticalização nos resultados da TCFC. Isto cria controvérsia e questões relativamente à fiabilidade dos sinais radiográficos em relação aos achados da TCFC, que foram considerados muito mais precisos e exatos para perspetivas futuras.

Embora o IOPAR possa ser utilizado para a avaliação pré-operatória da proximidade das raízes dos terceiros molares inferiores ao canal dentário inferior, a TCFC deve ser indubitavelmente considerada como um meio preciso de avaliar o risco associado à lesão do nervo dentário inferior. No entanto, existem certos aspectos relacionados com as limitações, como a exposição e o custo associados à técnica de imagiologia por TCFC, que também devem ser analisados antes de a considerar. As raízes escurecidas e a interrupção da linha branca observadas nas radiografias IOPA, tanto como achados isolados como em associação entre si, são eficazes na determinação do risco de relação entre as raízes dos terceiros molares inferiores e o canal mandibular, exigindo uma avaliação 3D.

São necessários mais estudos com amostras de maior dimensão, a fim de estabelecer a fiabilidade do sinal radiográfico do IOPAR, que mostra a proximidade da raiz do terceiro molar inferior com o canal mandibular, em imagens de TCFC

A extração dos terceiros molares é um procedimento de rotina na cirurgia maxilofacial, seja por razões profiláticas ou ortodônticas. Normalmente, há pouco risco para as estruturas adjacentes, embora em alguns casos possam ocorrer complicações devido à íntima relação entre as raízes dos terceiros molares inferiores e o canal mandibular. As dificuldades na erupção dos terceiros molares, principalmente na mandíbula, são atribuídas à falta de espaço causada pela formação tardia e pela filogenia da mandíbula. O exame de imagem é, sem dúvida, uma ferramenta essencial para o diagnóstico e conduta cirúrgica, pois fornece informações valiosas sobre a posição do dente, o número/morfologia das raízes e, principalmente, a relação do dente com as estruturas adjacentes.

Estudos sugerem que cinco sinais específicos observados na radiografia IOPA (escurecimento das raízes; estreitamento do canal, desvio do canal; presença de corticação e interrupção da linha branca do canal) são formas fiáveis de avaliar a relação entre o terceiro molar inferior e o canal mandibular

A TC de feixe cónico (CBCT) é um método radiográfico que tem sido utilizado em várias áreas da medicina dentária porque mostra imagens tridimensionais (3D) das estruturas dentárias, para além de fornecer imagens estruturais claras com elevado contraste.

Foram colhidas 50 amostras com o diagnóstico clínico de terceiro molar inferior impactado e o paciente disposto a fazer a extração, que foram submetidas a IOPAR e verificadas quanto aos cinco sinais IOPAR, utilizando uma luz de visualização óptima para verificar os critérios acima mencionados.

Se algum dos cinco sinais acima mencionados estivesse presente, os pacientes eram submetidos a TCFC, após explicação do estudo e obtenção de um consentimento pormenorizado. As imagens obtidas foram avaliadas quanto à presença de corticalização e foram medidas quanto à aproximação da ponta da raiz em relação ao canal mandibular. De um modo geral, foram utilizadas imagens reconstruídas multiplanares para determinar com maior exatidão a relação topográfica entre os dentes impactados e o canal mandibular.

Este estudo questionou a fiabilidade dos 5 sinais radiográficos IOPAR na previsão da proximidade da terceira raiz mandibular com o canal em relação aos resultados da TCFC, uma vez que de todos os 50 indivíduos que apresentavam os diferentes sinais radiográficos, apenas 2 foram diagnosticados com a ausência de corticalização nos resultados da TCFC. Isto cria um dilema relativamente à fiabilidade dos sinais radiográficos em relação aos resultados da TCFC, que foram considerados muito mais precisos e exatos para perspetivas futuras. Isso indica que a radiografia IOPA não tem uma alta precisão diagnóstica quando usada na avaliação de risco em extrações cirúrgicas de terceiros molares inferiores, em comparação com a imagem da TCFC. O presente estudo pode fornecer informações aos cirurgiões maxilofaciais que precisam de decidir se a TCFC é necessária para além da radiografia IOPA pré-operatória em extracções de terceiros molares inferiores.

Conclusão

Este estudo demonstrou a fraca fiabilidade dos sinais radiográficos do IOPAR para prever a proximidade da raiz do terceiro molar inferior com o canal mandibular em relação aos resultados da TCFC, uma vez que de todos os 50 indivíduos que apresentavam os diferentes sinais radiográficos, apenas 2 foram diagnosticados com ausência de corticalização nos resultados da TCFC. Este facto cria controvérsia e questões relativamente à fiabilidade dos sinais radiográficos da IOPAR em relação aos resultados da TCFC, que foram considerados muito mais precisos e exatos para perspetivas futuras.

O IOPAR pode ser utilizado para a avaliação pré-operatória da proximidade das raízes dos terceiros molares inferiores com o canal mandibular, mas a TCFC deve ser indubitavelmente considerada como um meio preciso de avaliar o risco associado à lesão do nervo alveolar inferior As raízes escurecidas e a interrupção da linha branca observadas nas radiografias IOPA, tanto como achados isolados como em associação entre si, são eficazes na determinação do risco de relação entre as raízes dos terceiros molares inferiores e o canal mandibular, exigindo uma avaliação 3D do caso.

Referências

Akcicek G, uysal S ,Avcu N, Kansu O. Comparação de diferentes técnicas de imagiologia para a avaliação da proximidade entre molares e o canal mandibular.clinical dentistry and research 2012;36 (1) : 2-7.

Nakayama K, Nonoyama M, Takaki Y, Kagawa T, Yuasa K, Izumi K, et al.Avaliação da relação entre terceiros molares inferiores impactados e nervo alveolar inferior com tomografia computorizada tridimensional dentária. J Oral Maxillofac Surg. 2009;67(12):2587-91.

Loescher AR, Smith KG, Robinson PP. Lesões nervosas e remoção do terceiro molar. Dent Update. 2003;30(7):375-80.

Nakagawa Y, Ishii H, Nomura Y, Watanabe NY, Hoshiba D, Kobayashi K et al. Posição do terceiro molar: fiabilidade da radiografia panorâmica. J Oral Maxillofac Surg. 2007;65(7):1303-8.

Koong B, Pharoah MJ, Bulsara M, Tennant M. Methods of determining therelationship of the mandibular canal and third molars: a survey of Australian oral and maxillofacial surgeons. Aust Dent J. 2006;51(1):64-8

Ghaeminia H, Meijer GJ, Soehardi A, Borstlap WA, Mulder J, Berge SJ. Posição do terceiro molar impactado em relação ao canal mandibular. Precisão de diagnóstico da tomografia computorizada de feixe cónico comparada com a radiografia panorâmica. Int J OralMaxillofac Surg. 2009;38(9):964-71

Tay AB, Go WS. Efeito do feixe neurovascular alveolar inferior exposto durante a remoção cirúrgica de terceiros molares inferiores impactados. J Oral Maxillofac Surg. 2004;62(5):592-600.

Archer WH. Dentes impactados. Citação de cirurgia oral e maxilofacial. WB Saunders Company 1975;5:250

Flygare L. Procedimentos imagiológicos pré-operatórios para a remoção dos dentes do siso inferiores. Clin Oral Investig 2008;12:291-302.

Hashimoto K, Kawashima S, Kameoka S, Akiyama Y, Honjoya T, Ejima K, et al. Comparação da validade da imagem entre a tomografia computorizada de feixe cónico para uso dentário e a tomografia computorizada helicoidal de fileira multidetectores. DentomaxillofacRadiol 2007:36:465-71

Loubele M, Guerrero ME, Jacobs R, Suetens P, Van Steenberghe D. Comparação das avaliações das características ósseas da mandíbula e da qualidade com a TC de feixe cónico, a tomografia em espiral e a TC em espiral multi-slice. Int J Oral Maxillofac Implants 2007:22:446-54.

Ludlow JB, Davies-Ludlow LE, Brooks SL, Howerton WB. Dosimetria de 3 dispositivos CBCT para radiologia oral e maxilofacial: CBMercuRay. New Tom 3G e i-CAT. DentomaxillofacRadiol 2006:35:219-26.

Araki K, Maki K, Seki K, Sakamaki K, Harata Y, SakainoR, et al. Características de um novo scanner de TC de feixe cónico de raios X dentomaxilofacial (CB MercuRay): Configuração do sistema e propriedades físicas. DentomaxillofacRadiol 2004;33:51-9.

Neves FS ,Souza TC, Almedia SM ,Neto-haiter F, Freitas D Q, Boscolo F N. Correlação entre a radiografia panorâmica e o achado da tomografia computadorizada de feixe cônico na avaliação da relação entre terceiros molares inferiores impactados e o canal mandibular.dentomaxillofacial radiology 2012;41:553-557.

Archer WH. Oral Surgery: A Step-By-Step Atlas of Operative Techniques, 4th ed., Philadelphia. Philadelphia: W.B. Saunders Company; 1966. p. 507-10.

Peterson LJ. Princípios de tratamento de dentes impactados. Em: Peterson LJ, Ellis E III, Hupp JR, Tuker MR, editores. Contemporary Oral and Maxillofacial Surgery, 3ª ed. St. Louis: Mosby; 1998. p. 215-48.

Agarwal KN, Gupta R, Faridi MM, Kalra N. Permanent dentition in Delhi boys of age 5-14 years. Indian Pediatr. 2004 Oct;41(10):1031-5.

Khan NB, Chohan AN, AlMograbi B, AlDeyab S, Zahid T, AlMoutairi M. Eruption Time of Permanent First Molars and Incisors Among a Sample of Saudi Male Schoolchildren. Saudi Dent J. 2006 Jan-Abr;18(1):18-24.

Elsey MJ, Rock WP. Influência do tratamento ortodôntico no desenvolvimento dos terceiros molares. Br J Oral Maxillofac Surg. 2000 Aug;38(4):350-3.

Pahkala R, Pahkala A, Laine T. Padrão de erupção dos dentes permanentes numa comunidade rural do nordeste da Finlândia. ActaOdontol Scand. 1991 Dec;49(6):341-9.

Odusanya SA, Abayomi IO. Erupção dos terceiros molares entre os nigerianos rurais. Oral Surg Oral Med Oral Pathol. 1991 Feb;71(2):151-4.

Kruger E, Thomson WM, Konthasinghe P. Third molar outcomes from age 18 to 26: findings from a population-based New Zealand longitudinal study. Oral Surg Oral Med Oral Pathol Oral RadiolEndod. 2001 Aug;92(2):150-5.

Hattab FN, Alhaija ES. Avaliação radiográfica do espaço de erupção do terceiro molar inferior. Oral Surg Oral Med Oral Pathol Oral RadiolEndod. 1999 Sep;88(3):285-91.

Yuasa H, Sugiura M. Achados clínicos pós-operatórios após a remoção de terceiros molares inferiores impactados: previsão de inchaço facial pós-operatório e dor com base em variáveis pré-operatórias. Br J Oral Maxillofac Surg. 2004 Jun;42(3):209-14.

Alling CC, Alling RD. Indicações para o tratamento de dentes impactados. Em: Alling CC, Helfrick JF, Alling RD, editores. Impacted Teeth. Philadelphia: W.B. Saunders; 1993. p. 49-54

Rood JP, Shehab BA. A previsão radiológica da lesão do nervo alveolar inferior durante a cirurgia do terceiro molar. Br J Oral Maxillofac Surg. 1990 Feb;28(1):20-5.

Denio D, Torabinejad M, Bakland LK. Anatomical relationship of the mandibular canal to its surrounding structures in mature mandibles (Relação anatómica do canal mandibular com as estruturas circundantes em mandíbulas maduras). J Endod. 1992 Apr;18(4):161-5.

Bermúdez de Castro JM. Agenesia de terceiros molares em populações humanas pré-históricas das Ilhas Canárias. Am J PhysAnthropol. 1989 Jun;79(2):207-15.

Winter G.B. Impacted mandibular third molars. St Louis: American Medical Book Co.; 1926. p. 241-79.

García AG, Sampedro FG, Rey JG, Vila PG, Martin MS. A classificação de Pell-Gregory não é fiável como preditor de dificuldade na extração de terceiros molares inferiores impactados. Br J Oral Maxillofac Surg. 2000 Dec;38(6):585-587.

Almendros-Marqués N, Berini-Aytés L, Gay-Escoda C. Avaliação da concordância intraexaminador e interexaminador na classificação dos terceiros molares inferiores de acordo com os sistemas de Pell e Gregory e de Winter. J Oral Maxillofac Surg. 2008 maio;66(5):893-9.

Carmichael FA, McGowan DA. Incidência de lesões nervosas após a remoção de terceiros molares: um estudo do West of Scotland Oral Surgery Research Group. Br J Oral Maxillofac Surg. 1992 Abr;30(2):78-82. Revisão.

Cheung LK, Leung YY, Chow LK, Wong MC, Chan EK, Fok YH. Incidência de défices neurosensoriais e recuperação após cirurgia de terceiros molares inferiores: um estudo clínico prospetivo de 4338 casos. Int J Oral Maxillofac Surg. 2010 Apr;39(4):320-6.

Pell GJ, Gregory BT. Terceiros molares inferiores impactados: classificação e técnicas modificadas para remoção. Dent Digest 1933;39:330-338.

Koerner KR. A remoção de terceiros molares impactados. Princípios e procedimentos. Dent Clin North Am. 1994 Apr;38(2):255-78. Revisão.

GintarasJuodzbalys, Impactação do Terceiro Molar Mandibular: Revisão da Literatura e Proposta de Classificação J OralMaxillofac Res 2013; 4 (2):1.

Stuart C White , Michel J Pharaoh , Textbook Of Oral Radiology, Principle And Interpretation (Livro de texto de radiologia oral, princípio e interpretação). 5th &6th Edition

EcicWhaites, Livro de Texto Essencial de Radiografia e Radiologia Dentária, 3rd Edition

Akcicek G, uysal S ,Avcu N, Kansu O. Comparação de diferentes técnicas de imagiologia para a avaliação da proximidade entre molares e o canal mandibular.Clinical dentistry and research 2012;36 (1) : 2-7.

Kositbowornchai S, Aksorn W, Piumthanaroj P. Capacidade de dois métodos radiográficos para identificar a proximidade entre a raiz do terceiro molar inferior e o canal alveolar inferior: um estudo piloto. Dentomaxillofacial radiology 2010 ;39:79-84.

Khan I, Halli R, Gadre P, Gadre KS. Correlação de radiografias panorâmicas e tomografia computadorizada em espiral na avaliação pré-operatória da intimidade do canal alveolar inferior com terceiros molares inferiores impactados. J Craniofac Surg. 2011 Mar;22(2):566-70

Juodzbalys G, Wang HL. Directrizes para a identificação das estruturas vitais mandibulares: Aplicações clínicas práticas de anatomia e métodos de exame radiológico. J Oral Maxillofac Res 2010;1(2):1

Smith WP. O risco relativo de défice neurosensorial após a remoção dos terceiros molares inferiores: a influência da radiografia e da técnica cirúrgica. Oral Surg Oral Med Oral Pathol Oral Radiol. 2013 Jan;115(1):18-24.

Kositbowornchai S, Aksorn W, Piumthanaroj P. Capacidade de dois métodos radiográficos para identificar a proximidade entre a raiz do terceiro molar inferior e o canal alveolar inferior: um estudo piloto. Dentomaxillofacial radiology 2010 ;39:79-84.

Tantanaporankul W, Okouchi K, Bhakdinoronk A, Ohbayashi N, Kurabayashi. Correlação do escurecimento da raiz do terceiro molar inferior impactado em imagens panorâmicas digitais com o achado de TC de feixe cónico. Radiologia Dentomaxilofacial 2009;38:11-16.

Dalili Zahra, MahjoubPorousha , Sigaroudi Ali Khalighi 1 Comparação entre a tomografia computorizada de feixe cónico e a radiografia panorâmica na avaliação da relação entre o canal mandibular e os terceiros molares inferiores classe C impactados, Dental Research Journal 2011; 8(4): 134-137.

Yun-Hoa Jung, Kyung-Soo Nah, Bong-Hae Cho Correlação de radiografias panorâmicas e tomografia computorizada de feixe cónico na avaliação de uma relação sobreposta entre o canal mandibular e terceiros molares impactados Imaging Science in Dentistry 2012; 42 : 121-7.

Maegawa H et al Avaliação pré-operatória da relação entre o terceiro molar inferior e o canal mandibular através de tomografia axial computorizada com reconstrução coronal e sagital.Oral Surg Oral Med Oral Pathol Oral RadiolEndod. 2003 Nov;96(5):639-46

Shravan Kumar katakam et al. Comparação de imagens de ortopantomografia e de tomografia computorizada para avaliar a relação entre o terceiro molar mandibular impactado e o canal mandibular. Jcontempraroy Dental Practice .Nov-Dec 2012 3 (16) : 819 -823.

Grangeat P. Quadro matemático da reconstrução 3D de feixes cónicos através da primeira derivada da transformada de Radon. Em: Herman GT, Luis AK, Natterer F, editores. Mathematical methods in tomography (Métodos matemáticos em tomografia). Berlim (Alemanha): Springer Verlag 1991; 1497:66-97.

Comissão Internacional de Proteção Radiológica. 1990 Recomendações da Comissão Internacional de Proteção Radiológica, Publicação da ICRP. Ann ICRP 1991;21: 1-201

Projeto SEDENTEXCT. Proteção contra a radiação: TC de feixe cónico para radiologia dentária e maxilofacial. Directrizes baseadas em evidências 2011.

G. Monaco, M. Montevecchi, G. A. Bonetti, M. R. A. Gatto, e L. Checchi, "Fiabilidade da radiografia panorâmica na avaliação da relação topográfica entre o canal mandibular e os terceiros molares impactados," Journal of the American Dental Association, vol. 135, no. 3, pp. 312-318, 2004.

Ghaeminia H, Meijer GJ, Soehardi A, Borstlap WA, Mulder J, Vlijmen OJ, Berge SJ,

Maal TJ. A utilização de TC de feixe cónico para a remoção de dentes do siso altera a abordagem cirúrgica em comparação com a radiografia panorâmica: um estudo piloto. Int J Oral Maxillofac Surg. 2011 Aug;40(8):834-9.

Matzen LH, Christensen J, Hintze H, Schou S, Wenzel A. Influência da TC de feixe cónico no plano de tratamento antes da intervenção cirúrgica de terceiros molares inferiores e impacto dos factores radiográficos na decisão de coronectomia vs remoção cirúrgica. DentomaxillofacRadiol. 2013;42(1).

Dalili Zahra, MahjoubPorousha , Sigaroudi Ali Khalighi 1 Comparação entre a tomografia computorizada de feixe cónico e a radiografia panorâmica na avaliação da relação entre o canal mandibular e os terceiros molares inferiores classe C impactados, Dental Research Journal Oct 2011; 8 (4):92-6.

M. Sedaghatfar, M. A. August, e T. B. Dodson, "Panoramic radiographic findings as predictors of inferior alveolar nerve exposure following third molar extraction," Journal of Oral and Maxillofacial Surgery 2005;63(1):3-7.

Neves FS ,Souza TC, Almedia SM ,Neto-haiter F, Freitas D Q, Boscolo F N. Correlação entre a radiografia panorâmica e o achado da tomografia computadorizada de feixe cônico na avaliação da relação entre terceiros molares inferiores impactados e o canal mandibular.Dentomaxillofacial radiology 2012;(41):553-557.

Szalma J, Lempel E, Jeges S , Szabo G, Olasz L .O valor prognóstico da radiografia panorâmica da lesão do nervo alveolar inferior após a remoção de terceiros molares inferiores: estudo retrospetivo de 400 casos.oralsurg oral med oral pathol oral radiolendod 2010;109:249-302.

Kositbowornchai S, Aksorn W, Piumthanaroj P. Capacidade de dois métodos radiográficos para identificar a proximidade entre a raiz do terceiro molar inferior e o alveolarcanal inferior: um estudo piloto. Dentomaxillofacial radiology 2010 ;39:79-84.

Tantanaporankul W, Okouchi K, Bhakdinoronk A, Ohbayashi 1N, kurabayashi . Correlação do escurecimento da raiz de um terceiro molar inferior impactado em imagens panorâmicas digitais com achados de TC de feixe cónico. Dentomaxillofacial radiology 2009;38:11-16.

JoergNeugebauer, DrMedDent, RusbehShirani, MedDent,Robert A. Mischkowski, at al Comparação de imagens volumétricas de feixe cónico e radiografias simples combinadas para a localização do canal mandibular antes da remoção de terceiros molares inferiores impactados, Oral Surg Oral Med Oral Pathol Oral RadiolEndod 2008;105:633-42

WeerayaTantanapornkul, Masashi Yamashiro, Yoshikuni Fujiwara, Yutaka Maruoka, Kiyoshi Okouchi, Naoto Ohbayashi,A comparative study of cone-beam computed tomography andconventional panoramic radiography in assessing the topographic relationship between the mandibular canal and impacted third molars, Oral Surg Oral Med Oral Pathol Oral RadiolEndod 2007;103:253-9.

Neves FS ,Souza TC, Almedia SM ,Neto-haiter F, Freitas D Q, Boscolo F N. Correlação dos achados da radiografia panorâmica e da tomografia computadorizada de feixe cônico na avaliação da relação entre terceiros molares inferiores impactados e o canal mandibular.dentomaxillofacial radiology 2012;41:553-557

Akcicek G, uysal S ,Avcu N, Kansu O. Comparação de diferentes técnicas de imagiologia para a avaliação da proximidade entre molares e o canal mandibular.clinical dentistry and research 2012;36 (1) : 2-7.François Blondeau, DMD, FRCD(C); Nach G. Daniel, DMD, BSc, MSc, FRCD(C) Extração de terceiros molares inferiores impactados: Complicações pós-operatórias e seus factores de risco JCDA 2007;74 (4):8-10.BlaseserbartF ,mendish A, bruce August R , leonard D .Fator de risco radiográfico panorâmico para lesão do nervo inferior após extração de terceiros molares.JoralMaxillofacSug 2003; 61: 417-21.

Flygare, L. e Ohman, A. Procedimentos imagiológicos pré-operatórios para a remoção dos dentes do siso inferiores. Clin Oral Investig, 2008 ;12: 291-302.

Ghaeminia, H., Meijer, G.J., Soehardi, A., Borstlap, W.A., Mulder, J. e Berge, S.J.

Posição do terceiro molar inferior impactado em relação ao canal mandibular. Precisão de diagnóstico da tomografia computorizada de feixe cónico em comparação com a radiografia panorâmica. Int J Oral Maxillofacial Surg, 2009; 38 : 964-971.
Bataineh, A.B., 2001. Comprometimento do nervo sensorial após cirurgia do terceiro molar inferior. J Oral MaxillofacSurg, 59, 1012- 1017.
Monaco G montevecchi M et al. Fiabilidade da radiografia panarómica na avaliação da relação topográfica entre o canal mandibular e o terceiro molar inferior impactado.J Am Dent Assoc 2004;135:312-8.
Salzmann JA. A terapia ortodôntica é limitada pelo crescimento ontogenético e pelas arcadas basais. Am J Orthod 1948 Apl';34:297-319.

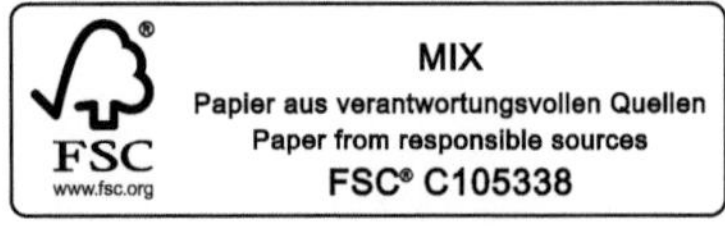

Printed by Books on Demand GmbH, Norderstedt / Germany